ÉTUDES

DE

BIOLOGIE COMPARÉE

ÉTUDES

DE

BIOLOGIE COMPARÉE

BASÉES SUR

L'ÉVOLUTION ORGANIQUE

PAR

le Dr Gaëtan DELAUNAY

1re PARTIE

ANATOMIE

PARIS

V. ADRIEN DELAHAYE ET Ce, LIBRAIRES-ÉDITEURS

PLACE DE L'ÉCOLE DE MÉDECINE.

1878

ÉTUDES

DE

BIOLOGIE COMPARÉE

BASÉES SUR L'ÉVOLUTION.

———

SYNTHÈSE BIOLOGIQUE.

La marche naturelle des sciences est caractérisée par un travail d'analyse auquel succède un travail de synthèse. La période d'analyse est déjà avancée en biologie et nous croyons qu'il est aujourd'hui possible de tirer des milliers d'observations et d'expériences acquises à la science des inductions générales qui d'ailleurs pourront faciliter dans la suite les progrès de la médecine.

Suivant nous, on doit étudier, dans les organismes et dans leurs diverses parties, la nutrition et ses résultats : développement, fonctionnement, évolution. En outre, il importe de faire cette étude suivant toutes les circonstances relatives au sujet ou au milieu. Les circonstances relatives au sujet peuvent être divisées en circonstances *anatomiques* (espèce, race, sexe, âge, constitution), circonstances *physiologiques* (alimentation, fonctionnement, décubitus, menstruation, grossesse, etc.) et circonstances *pathologiques* (maladies antérieures ou concomitantes). Les circonstances relatives au milieu ou *mésologiques* sont: la chaleur, la pression atmosphérique, l'état hygrométrique, électrique, le climat, les saisons, le jour, etc.

Toutes les circonstances anatomiques, physiologiques, pathologiques et mésologiques, que nous venons d'énumérer influent sur la nutrition et l'évolution et leur influence s'exerce en plus ou en moins, ainsi que nous allons le prouver.

Circonstances anatomiques. — Les espèces et les races supérieures sont plus avancées en évolution que les espèces et les races inférieures. Il en est de même du mâle par rapport à la femelle, de l'adulte par rapport à l'enfant et au vieillard, du fort par rapport au faible. Les circonstances anatomiques marquent donc un état de nutrition plus ou moins intense, une aptitude plus ou moins grande à évoluer, un degré plus ou moins avancé d'évolution.

Voilà pour l'organisme entier. Si, maintenant, on considère les diverses *parties de l'organisme*, on voit qu'elles présentent des différences aux points de vue de la nutrition et de l'évolution, on voit par exemple que, chez tous les animaux, le *côté* droit est plus nourri et plus avancé en évolution que le côté gauche, que le cerveau gauche est plus avancé que le droit, qu'il y a toujours un *train* plus nourri ou plus avancé en évolution que l'autre, que, dans tous les appareils et organes, il y a des parties plus nourries, plus développées, plus actives et plus avancées en évolution que d'autres (poumon droit, lobe droit du foie, cœur gauche, gros orteil, fléchisseurs des bras, adducteurs des cuisses, etc).

D'un autre côté, comparons les divers appareils entre eux et nous verrons qu'ils diffèrent les uns des autres aux points de vue de la nutrition et de l'évolution ; nous reconnaîtrons qu'ils ont apparu dans un certain ordre et qu'ils sont d'autant plus avancés en évolution que leur apparition a été plus récente. On sait, par exemple, que les appareils de la vie végétative se sont développés avant ceux de la vie animale auxquels ils sont inférieurs au point de vue de l'évolution. Parmi les appareils de la vie animale, ceux de la sensibilité sont antérieurs et inférieurs en évolution à ceux de la motricité et de l'intelligence. Prenons les facultés intellectuelles, nous verrons que celle du langage articulé est la plus récemment apparue et la plus élevée au point de vue de l'évolution ; bien plus, prenons la faculté du langage articulé et nous verrons que la mémoire des substantifs est postérieure et supérieure à celle des adjectifs. Ces distinctions trouveront leur utilité en pathologie où nous verrons certaines maladies affecter les divers appareils en allant du plus récent au plus ancien, du supérieur à l'inférieur, tandis que d'autres suivront la marche inverse.

Il ne faut pas oublier toutefois qu'en général tous les appareils végétatifs et animaux évoluent parallèlement, qu'il y a des degrés d'évolution qui se correspondent dans les divers systèmes osseux, nerveux, etc., si bien qu'un individu intelligent, comme nous le prouverons plus loin, n'a pas les os composés de la même façon qu'un crétin.

CIRCONSTANCES PHYSIOLOGIQUES. — Ces circonstances, de même que les mésologiques dont nous parlerons tout à l'heure, augmentent ou diminuent la nutrition, favorisent ou contrarient l'évolution. L'*alimentation* augmente la nutrition que la diète diminue. Le *fonctionnement* organique suivi de réparation favorise le développement et l'évolution des organes qui s'atrophient dès qu'ils ne fonctionnent plus. Le *décubitus* augmente la nutrition dans les parties déclives, la *menstruation* diminue la nutrition qui est augmentée par la *ménopause,* etc.

CIRCONSTANCES MÉSOLOGIQUES. — *Température.* — Le froid général (hiver, pays froids), augmente la nutrition ; la chaleur générale (été, pays chauds), la diminue. La chaleur agissant localement augmente la nutrition que diminue le *froid local.*

Jour. — Le soir la nutrition est plus intense que le matin.

Pression atmosphérique. — L'altitude diminue la nutrition.

État électrique. — L'électricité vitrée augmente la nutrition que diminue l'électricité résineuse.

Lieux. — Le séjour à la campagne, au bord de la mer, augmente la nutrition que le séjour à la ville diminue, etc.

CIRCONSTANCES PATHOLOGIQUES. — En général, elles diminuent la nutrition. Toutefois, elles l'augmentent dans certaines circonstances. Certaines maladies favorisent l'évolution (maladies de croissance). L'inflammation d'un organe accroît la nutrition et favorise le développement des organes voisins. Il y aura lieu aussi de rechercher l'action des maladies les unes sur les autres et les circonstances dans lesquelles telle maladie est augmentée ou diminuée par telle autre maladie.

En somme, les circonstances qui influent en plus sur la nutrition et l'évolution sont les suivantes : (*circonstances anatomiques*), espèce supérieure, race supérieure, sexe masculin, âge adulte, constitution forte; côté droit, cerveau gauche, lobe droit du foie, cœur gauche, etc., appareils de la vie animale, intelligence, etc., (*physiologiques*) alimentation, fonctionnement organique, décubitus, ménopause, etc. (*mésologiques*), pays froids, hiver, chaleur locale, soir, augmentation de la pression atmosphérique, électricité résineuse, séjour à la campagne, au bord de la mer, etc.

Au contraire, les circonstances qui influent en moins sur la nutrition et l'évolution sont les suivantes : espèce inférieure, race inférieure, sexe féminin, enfance, vieillesse, constitution faible ; côté gauche, cerveau droit, lobe gauche du foie, cœur droit, etc., appareils de la vie végétative, sensibilité, etc., — jeûne, inaction, situation en haut dans le décubitus, menstruation, etc., — pays chauds, été, froid local, matin, altitude, électricité vitrée, séjour à la ville, etc.

Nous allons voir de suite quel rôle jouent ces deux séries de circonstances opposées en anatomie en physiologie et en pathologie.

ANATOMIE. — On sait qu'il y a une évolution des organismes et de leurs parties : systèmes, appareils, organes, etc. Prenons le système osseux, par exemple, nous verrons que la proportion des matières terreuses dans les os est augmentée par toutes les circonstances qui influent en plus sur l'évolution (espèce supérieure, race supérieure, sexe masculin, côté droit, fonctionnement, etc.. voir plus haut), nous en conclurons que cette proportion est *en raison directe de l'évolution*. Au contraire, la proportion des matières organiques étant augmentée par toutes les circonstances qui influent en moins sur l'évolution (espèce et race inférieures, sexe féminin, côté gauche, jeûne, inaction, etc., voir plus haut) est *en raison inverse de l'évolution*.

De même, si nous considérons un organe comme le cerveau, nous verrons que son volume et son poids étant plus grands chez les espèces supérieures, les races supérieures, le sexe masculin, etc., sont *en raison de l'évolution*.

Suivant nous, on peut étudier ainsi tous les éléments anatomiques, systèmes, appareils, organes qui tous sont *en raison directe ou en raison inverse de l'évolution*.

Physiologie. — Ce que nous venons de dire des appareils et organes s'applique à leurs usages et fonctions. Il est évident que l'intelligence est, comme le volume du cerveau, *en raison directe de l'évolution*, c'est-à-dire qu'elle est plus développée chez les espèces et les races supérieures, chez le sexe masculin, dans le cerveau gauche, chez ceux qui l'exercent, etc. Nous pouvons étudier ainsi les diverses fonctions et résultats de l'organisation nous verrons que la température animale, par exemple, est *en raison de l'évolution*, que la fréquence du pouls est *en raison inverse*, en un mot que les propriétés, usages et fonctions sont tous *en raison directe ou en raison inverse de l'évolution*.

Pathologie. — Si nous étudions l'influence exercée sur les maladies par les deux séries de circonstances précitées, nous voyons que les circonstances qui influent en plus sur l'évolution augmentent certaines maladies, que pour cette raison nous appelons *maladies en raison de l'évolution* et diminuent certaines autres maladies que, pour cette raison, nous appelons *maladies en raison inverse de l'évolation*. Au contraire, les circonstances qui influent en moins sur l'évolution augmentent les maladies en raison inverse de l'évolution et diminuent les maladies en raison directe de l'évolution.

Hygiène et thérapeutique. — Nous pouvons tirer des applications pratiques de ce qui précède. Il est évident que nous n'avons aucun empire sur les circonstances anatomiques relatives à l'espèce, à la race, au sexe, etc.; mais nous pouvons modifier et utiliser certaines circonstances physiologiques et mésologiques. Prenons le fonctionnement par exemple qui normalement augmente la nutrition et favorise l'évolution, nous verrons que, d'une part, il engendre et augmente les maladies en raison de l'évolution, et que, d'autre part, il prévient et combat les maladies en raison inverse. Nous verrons qu'il en est de même des autres circonstances physiologiques (alimentation, décubitus etc.) ou mésologiques (température, pression atmosphérique etc.) qui toutes engendrent et augmentent ou préviennent et diminuent les maladies en raison directe ou en raison inverse de l'évolution.

En résumé, les deux séries de circonstances que nous avons énumérées plus haut, influent en plus ou en moins sur les phénomènes biologiques normaux et pathologiques, et l'on peut dire que *tout, en anatomie, en physiologie et en pathologie, est en raison directe ou en raison inverse de la nutrition et de l'évolution.*

Nous avons exposé aussi clairement que possible les principes théoriques de notre synthèse. Il importe que nous fournissions immédiatement les preuves à l'appui des vues que nous venons d'indiquer, en les appliquant tout d'abord à l'anatomie générale du système osseux.

ANATOMIE GÈNERALE

SYSTÈME OSSEUX.

! Nous allons étudier l'influence exercée sur l'évolution du système osseux par toutes les circonstances anatomiques, physiologiques, pathologiques et mésologiques qui peuvent affecter ce système.

Et d'abord, il importe de rechercher en quoi consiste l'évolution du système osseux. Pour apprécier un os, on peut considérer son poids, sa densité et, ce qui vaut mieux encore, sa composition chimique. « L'élément organique diminue, dit M. Sappey, l'élément minéral augmente à mesure que les os approchent de leur complet développement. » On peut même considérer non seulement la proportion des matières minérales, mais même celle d'un sel en particulier comme le carbonate de chaux, par exemple. Nous allons voir que, dans le système osseux, la proportion du carbonate de chaux, comme celle des matières inorganiques, est en raison directe de l'évolution. Les matériaux de cette étude nous seront fournis surtout par la thèse soutenue en 1860 par M. A. Milne Edwards devant la faculté de médecine de Paris.

CIRCONSTANCES ANATOMIQUES

ESPÈCES. (*Proportion de carbonate de chaux.*) On n'a pas encore étudié comparativement la composition chimique des os des diverses espèces d'animaux. Ferdinand de Barros a fait, à ce point de vue, plusieurs analyses qui n'ont peut-être point porté sur des os de mêmes nom, âge, etc. Quoi qu'il en soit, voici un classement de diverses espèces animales, d'après la proportion de carbonate de chaux trouvée dans leurs os : grenouille, 2,45 ; lion, 2,5 (ce chiffre, d'après Fremy, doit-être porté à 4); poisson, 5.3 ; poulet, 10.4 ; mouton, 19.3. Il convient de faire observer que l'alimentation joue un rôle certain et que les oiseaux qui se nourrissent de grains (gallinacés) et les mammifères herbivores et rongeurs ont les os plus riches en matière calcaire que ceux qui se nourrissent de viande.

RACES. Les chimistes n'ont pas encore analysé comparativement les os des diverses races humaines et autres.

SEXE. *Poids.* « En moyenne, dit M. Milne Edwards, le squelette des femmes est, par rapport au poids total du corps, plus léger que chez l'homme. A 21 ans, le poids du squelette est au poids du corps, chez l'homme comme 10.5 est à 100, chez la femme comme 8.5 est à 100. »

Composition chimique. — Comparons une femme et un homme de 30 ans : chez la femme il y a plus de phosphate de chaux et de matière organique que chez l'homme, chez celui-ci, au contraire, on trouve plus de carbonate de chaux et de matière inorganique.

Fémur.	Femme de 30 ans.	Homme de 30 ans.
Phosphate de chaux. .	62,15	58,32
Carbonate de chaux. .	4,52	9,98
Matière organique. . .	33,33	31,70
Matière inorganique. .	66,67	68,30

AGE. *Matière inorganique.* — Thilenius, Davy. Schreyer, Sébastien, Frerichs, Rees, Bibra, A. Milne

Edwards, s'accordent pour admettre que, chez les jeunes animaux, les os contiennent moins de matière terreuse que chez l'adulte. Bibra ayant analysé le fémur d'un chien nouveau-né et celui d'un chien de six semaines a trouvé dans le premier 53.99 de matière inorganique et dans le second 62.03.

A. Milne Edwards est arrivé aux mêmes résultats. Ayant analysé les tibias de chats de la même portée à différents âges, il a trouvé les proportions 0/0 suivantes de matière inorganique : 58 chez un chat nouveau-né, 62.80 chez un chat de trois semaines, 62.70 chez un chat de deux mois, 63 chez un chat de trois mois.

Il a trouvé la même chose chez des chiens de la même portée.

Chiens de la même portée.	Fémur.	Humérus.	Tibia.
Nouveau-né.	56.00	55,30	54,20
1 mois.	60,20	59,80	59,10
3 mois.	63,01	61,70	60,30

« Chez l'enfant, la proportion des matières terreuses est moins forte que chez l'adulte. » (A. Milne Edwards). Sappey, Nélaton. Sauvage ont trouvé pareillement que cette proportion augmente avec l'âge.

D'après Thilenius, « chez le vieillard, la quantité de sels calcaires est relativement moins considérable que chez l'adulte ; à partir de cette dernière période, elle décroît sensiblement. « Dans l'extrême vieillesse, l'élément organique augmente, l'élément minéral diminue. » (Sappey.)

Carbonate de chaux. — D'après Bibra et A. Milne Edwards, la proportion de carbonate de chaux augmente avec l'âge.

A. Milne Edwards a trouvé, en analysant des fémurs de chats et de chiens de la même portée : 4.55 0/0 de carbonate de chaux chez un chat nouveau-né, 6.7 chez un chat de trois semaines, 7 chez un chat de deux mois, 6.8 chez un chat de quatre mois; 3.05 chez un chien nouveau-né, 4.5 chez un chien d'un mois, 5.01 chez un chien de trois mois.

Fremy a trouvé les proportions 0/0 suivantes de carbonate de chaux chez des hommes de différents âges : 2.5 chez un nouveau-né, 2.5 chez un garçon de 18 mois, 7.7 chez une femme de 22 ans, 10.2 chez un homme de 40 ans, 9.3 chez une femme de 88 ans.

Ce dernier chiffre tendrait à prouver que la proportion de carbonate de chaux diminue chez les vieillards comme celle de matière inorganique en général.

A. Milne Edwards a trouvé de son côté que la proportion 0|0 de carbonate de chaux n'a pas dépassé 6.07 chez les enfants et qu'elle s'est élevée à 8 et 11 chez les adultes.

CONSTITUTION

L'étude de la composition chimique des os chez les forts et les faibles est toute à faire. Cependant, nous pensons que les proportions de carbonate de chaux et de matière terreuse, étant en raison de l'évolution, doivent être plus élevées chez les forts que chez les faibles.

Cotés. *Matière inorganique.* — La proportion de matière inorganique est plus grande dans les os du côté droit que dans ceux du côté gauche. M. A. Milne Edwards a trouvé chez un chat adulte : tibia droit 68.90 de matière inorganique, gauche 68.85 ; cubitus droit 68 2, gauche 68.1 ; humérus droit 69.2, gauche 69. Chez une chatte adulte il a trouvé fémur droit 70.5, gauche 70.4 : tibia droit 69.2, gauche 69.2 ; humérus droit 68.8, gauche 68.7.

Il résulte de ces chiffres que la proportion de

matière minérale est plus grande dans les os du côté droit, surtout chez le mâle, ce qui d'ailleurs s'accorde avec ce fait que le mâle en général est plus droitier que la femelle.

Passons à l'homme. M. Milne Edwards a trouvé chez un homme de 30 ans : humérus droit 66, gauche 65.2 et chez une femme de 26 ans : humérus droit 67.90, gauche 67.55.

Ici encore nous trouvons que l'humérus droit contient plus de matière minérale dans les deux sexes et que l'humérus masculin en renferme proportionnellement plus que le féminin, ce qui tient à ce que l'homme est plus droitier que la femme.

Poids. — Relativement au poids, M. de Luca a trouvé que les os de la moitié droite du corps humain sont plus lourds que les os correspondants de la moitié gauche. Nous croyons que ce qui est vrai de la proportion de matières minérales s'applique au poids qui est plus élevé chez l'homme que chez la femme, chez l'adulte que chez l'enfant et le vieillard, chez le fort que chez le faible, etc.

TRAINS. — « Chez la plupart des mammifères, le fémur contient plus de sels calcaires que l'humérus. » (Rees).

D'après le même auteur, chez l'homme le radius et le cubitus renferment un peu plus d'éléments inorganiques que le tibia et le péroné. M. A. Milne Edwards, au contraire, a toujours trouvé le tibia et le péroné plus riches en sels terreux que le radius et le cubitus.

Nous croyons qu'il faut tenir compte du fonctionnement et que le train supérieur en devenant de plus en plus actif chez les mammifères élevés dans la série, finit par acquérir une plus grande proportion de sels terreux que le train inférieur.

Os.— Si nous comparons les divers os de l'organisme les uns aux autres, nous voyons d'abord que chez le fœtus, d'après Rees, les différences entre les os du tronc et ceux des extrémités sont beaucoup moins considérables que chez l'adulte, ce qui d'ailleurs s'accorde avec cette loi générale que l'évolution en toutes choses marche de l'uniformité à la variété.

Quand on classe les os d'après leur richesse en sels terreux et en carbonate de chaux, on voit que les os du train inférieur l'emportent sur les os correspondants du train supérieur, que « les os de la jambe et de l'avant-bras viennent se ranger après ceux de la cuisse et du bras » (Rees), et que les os des membres considérés à ce point de vue l'emportent sur les autres os à l'exception toutefois de ceux du crâne qui, d'après Rees, auraient la même composition que l'humérus. Après ces os, viennent, classés d'après leur richesse en substance inorganique, la clavicule, l'omoplate, les côtes, les os iliaques, les vertèbres, le sternum (Bibra).

Considérons ce classement des os de l'organisme et nous verrons que la proportion de matière inorganique est faible dans les os de la vie végétative, si l'on peut s'exprimer ainsi (sternum, os iliaques, côtes, omoplate, clavicule), et forte dans les os de la vie animale (membres, crâne). Ce classement est donc conforme à la marche générale de l'évolution et l'on peut dire encore ici que la richesse des os en matière inorganique est en raison de l'évolution.

CIRCONSTANCES PHYSIOLOGIQUES.

ALIMENTATION.—L'alimentation augmente la proportion de carbonate de chaux, le jeûne la diminue. « Des chiens soumis à un régime sucré ont présenté moins de matières terreuses, et particulièrement moins de carbonate de chaux que des chiens nourris exclusivement de viande et de matières grasses, tous ces animaux recevant du phosphate de chaux à discrétion. » (A. Milne Edwards). En effet, d'après cet expérimentateur, le fémur d'un chien tué au bout de 3 mois de régime sucré contenait 7. 9 % de carbonate de chaux et 64,5 de matière inorganique ; celui d'un chien nourri de viande pendant 3 mois contenait 9,7 de carbonate de chaux, et 66,1 de matière inorganique.

La privation d'aliments fait diminuer dans les os la proportion de carbonate de chaux. A. Milne Edwards ayant empêché le sang d'arriver à un membre inférieur a constaté que le fémur de ce membre ne contenait que 5,8 % de carbonate de chaux, alors que le fémur de l'autre membre en contenait 5,6 ; de même le tibia sain en contenait 6 et l'autre 5,8.

Développement. — «Les os de formation récente, tels que le cal, sont moins riches en carbonate de chaux que les os arrivés à leur état de développement parfait. » (A. Milne Edwards).Cet expérimentateur a trouvé dans un tibia ordinaire 6,81 de carbonate de chaux et dans le cal de ce tibia 3,40 ; il a trouvé encore dans un autre tibia 7,4 et dans le cal 4,50.

Fonctionnement— Le fonctionnement augmente la proportion de matière calcaire, le défaut d'exercice la diminue. « Chez le même animal, les os qui agissent le plus souvent et avec la plus grande intensité acquièrent une plus forte proportion de sels calcaires. » (A. Milne Edwards.) « Chez les animaux qui se servent surtout de leurs membres antérieurs, soit pour grimper, soit pour fouir la terre comme le blaireau, la taupe, c'est l'humérus qui contient la plus forte proportion de matière inorganique. » (Bibra). « Chez les oiseaux, à quelques exceptions près, dit A. Milne Edwards, l'organe de la

locomotion principale est l'aile : l'humérus est soumis à des tractions comparativement beaucoup plus
fortes que le fémur qui ne sert pour ainsi dire
qu'à soutenir le corps. Aussi trouve-t-on chez tous
les oiseaux voiliers une proportion plus considérable de matière inorganique dans l'humérus que
dans le fémur, Les quelques oiseaux qui ne présentent pas ce rapport appartiennent à nos oiseaux
de basse-cour. Ce sont des animaux lourds et qui
ne se servent qu'accidentellement de leurs ailes,
exemple la poule, le dindon etc. Parmi les mammi-
féres, la chauve-souris présente plus de sels terreux dans l'humérus (64,70) que dans le fémur 64. »

La section des nerfs d'un organe ou d'un membre, en le condamnant à l'immobilité, fait diminuer la proportion de matière inorganique et de
carbonate de chaux. ·

M. A. Milne Edwards ayant sectionné les 2 nerfs
de la jambe chez un jeune chien et l'ayant sacrifié
au bout d'un mois, a trouvé dans les os du côté sain
68 de matière inorganique 7,3 de carbonate de
chaux, et dans ceux du côté paralysé 66,5 de matière
inorganique et 5,2 de carbonate de chaux. « Du
côté paralysé, dit M. A. Milne Edwards, la proportion des sels terreux diminue un peu et la quantité
de carbonate de chaux est beaucoup plus faible. »

Et ce résultat de la section des nerfs se produit
même quand l'organe continue à fonctionner. M. A.
Milne Edwards a coupé le nerf de la mâchoire d'un
seul côté chez un animal qui a pu mâcher néan-
moins. A l'analyse, il a trouvé du côté 10,3 de carbonate de chaux du côté sain, et 8,7 du côté paralysé.

CIRCONSTANCES MÉSOLOGIQUES.

L'étude de l'influence des divers agents mésologiques sur la composition chimique des os n'est
pas encore faite.

CONCLUSION

En résumé *les proportions de matière minérale et de carbonate de chaux* sont plus grandes chez les espèces supérieures que chez les inférieures, chez le mâle que chez la femelle, chez l'adulte que chez l'enfant et le vieillard, — du côté droit que du gauche, dans le train inférieur que dans le supérieur, dans les os de la vie animale que dans ceux de la vie végétative. Ces proportions sont donc augmentées par toutes les circonstances qui influent en plus sur l'évolution et nous pouvons dire qu'elles sont *en raison de l'évolution.*

De plus, elles sont accrues par l'alimentation, le fonctionnement qui augmentent la nutrition, et diminuées par le jeûne, la paralysie, le défaut d'exercice qui diminuent la nutrition : elles sont donc *en raison directe de la nutrition.*

Au contraire, *la proportion de matière organique,* étant plus grande chez les espèces et les races inférieures, le sexe féminin, l'enfant, le vieillard, — du côté gauche, dans le train supérieur, dans les os de la vie végétative, est *en raison inverse de l'évolution..*

En outre cette proportion, étant accrue par le jeûne, la paralysie, le défaut d'exercice et diminuée par l'alimentation et le fonctionnement, est *en raison inverse de la nutrition.*

Comme on le voit, les divers caractères physiques (poids, densité) et chimiques (proportions des matières minérales, organiques, du carbonate de chaux) sont en raison directe ou en raison inverse de la nutrition et de l'évolution.

PRINCIPES IMMÉDIATS

CARBONATE ET PHOSPHATE DE CHAUX. — En somme, nous avons prouvé dans notre étude du système osseux qu'un principe immédiat de la première classe qu'on appelle le carbonate de chaux, est en raison directe de la nutrition et de l'évolution, tandis qu'un autre principe immédiat appelé le phosphate de chaux est, au contraire, en raison inverse.

La méthode que nous avons suivie en étudiant le système osseux est donc applicable aux principes immédiats et nous aurions pu considérer le carbonate et le phosphate de chaux, non-seulement dans les os, mais encore dans tous les produits normaux et pathologiques où ils se trouvent. Nous aurions vu, par exemple, que dans les dents qui constituent un tissu inférieur, au point de vue de l'évolution, la proportion de phosphate de chaux est de 64,3 tandis que celle du carbonate est de 5,3 seulement (Regnault). Nous aurions vu que l'urine de vache contient plus de carbonate de chaux que celle de veau.

Le phosphate l'emporte sur le carbonate dans le suc gastrique, la matière sébacée, la bile, le lait de chienne, les fèces, les crachats des phthisiques (Tessier), dans les calculs intestinaux, prostatiques, des vésicules séminales, du cornet supérieur, du mucus bronchique (Lhéritier, Sparzi), salivaires (Poggiale, Forget, Humbert, Grassy), du canal de Stenon (Lassaigne), dans les concrétions des amygdales, dans le tartre dentaire, dans l'enduit saburral de la langue.

Au contraire, le carbonate de chaux l'emporte sur le phosphate dans la sueur, dans les calculs

urinaires, biliaires (Ritter), cholocystiques, lacry-
maux (Bouchardat).

S'il nous était permis de faire ici une digression
dans le domaine de la pathologie, nous dirions que
les calculs dans lesquels domine le carbonate de
chaux s'observent particulièrement chez les races
supérieures, l'homme, l'adulte, le fort et sont,
comme le carbonate de chaux qu'ils renferment, en
raison de la nutrition.

Sels.—Au lieu de prendre deux sels et de les comparer l'un à l'autre, on pourrait considérer l'ensemble des sels dans l'organisme et l'on verrait que la
quantité de sels contenue dans le sang est *en
raison directe de l'évolution.*

Espèces. Le plasma de cheval donne 0,75 pour 100
de cendres (Weber).

Sexe. Le sérum de l'homme adulte donne 0,88
pour 100 de matière inorganique; celui de la femme
n'en donne que 0,81 seulement.

D'après Quetelet, la quantité de sels contenue
dans le sang est :

	Hommes.	Femmes.
A 1 an.	14,2	13,3
A 10 ans.	37,1	34,4
A 30 ans.	98,9	78,4

Si l'on considère les principes immédiats autres que
ceux d'origine minérale, on voit qu'il sont tous *en
raison directe ou en raison inverse de la nutrition et de l'é-
volution.* On pourrait même étudier à ce point de
vue les 14 *corps premiers* qui entrent dans la composition des êtres vivants. Les matériaux nous manquent pour faire cette étude; cependant nous
croyons pouvoir avancer que l'*azote* et l'*oxygène* sont
en raison directe de l'évolution.

Afin de bien démontrer que notre méthode est applicable à tous les principes immédiats, nous allons l'appliquer successivement à des principes appartenant aux trois classes : fer, chlorure de sodium, urée, gélatine, hémoglobine.

FER. — *Espèces.* La quantité de fer contenue dans le sang est plus grande chez les espèces supérieures que chez les inférieures. Elle est très-faible chez le colimaçon (Boussingault). D'après Pelouze, elle est de 0,343 pour 1000 grammes de sang chez le canard, de 0,357 chez l'oie, de 0,470 chez le mouton, de 0,513 chez le bœuf, de 0,520 chez l'homme.

Sexe. — Il y en a plus dans le sang du mâle que dans celui de la femelle. Boussingault en a trouvé 0.48 pour 1000 dans le sang du bœuf et 0,35 pour 1000 seulement dans celui de la vache.

Constitution. — Il y a moins de fer dans le sang des faibles que dans celui des forts, et c'est pour cette raison que les globules sont moins riches en fer dans la chlorose.

La chimie ne nous a pas encore fait connaître l'influence exercée par les autres circonstances, au point de vue de la richesse des globules en fer. Toutefois, les observations rapportées ci-dessus nous permettent d'affirmer que la quantité de fer contenue dans le sang est *en raison directe de l'évolution*. D'ailleurs nous verrons, en physiologie, que l'absorption d'oxygène est aussi en raison de l'évolution et, comme M. Picard a trouvé que les quantités d'oxygène et de fer contenues dans le sang étaient dans un rapport constant, il n'est donc pas étonnant que le fer soit, comme l'oxygène, en raison directe de l'évolution.

CHLORURE DE SODIUM. — *Espèces.* — Les espèces supérieures contiennent plus de sel que les inférieures. Un oiseau est plus salé qu'un poisson ou une grenouille. L'urine de vache contient 1.52 de sel pour 1.000 grammes, celle d'homme en contient de 3 à 8 grammes.

Races.— La chair du blanc est plus salée que celle du nègre.

Sexe. — Le coq est naturellement plus salé que la poule.

Age. — Les animaux adultes sont plus salés que les jeunes. Le poulet est plus salé que l'œuf, le coq et la poule sont plus salés que le poulet. Le bœuf est plus salé que le veau. L'urine de veau ne contient que des traces de chlorure de sodium (Braconnot), celle de vache en renferme 1.52 pour 1.000 grammes (Boussingault).

Côtés. — Tous les gourmets savent que la cuisse droite du canard est plus salée que la gauche. L'oiseau juche en général sur la patte droite.

Humeurs.—Quand on classe les différentes humeurs d'après la quantité de chlorure de sodium qu'elles contiennent, on voit que celles qui se rattachent à la vie végétative sont moins salées que celles qui proviennent d'organes appartenant à la vie animale.

(*Vie végétative*). — Lait de femme 0.29 de sel pour 1.000 grammes; salive mixte normale 0.84; suc pancréatique 2.50 (Schmidt); suc gastrique chez le chien 2.507 (Otto); bile humaine 3.13; sang artériel 3.15; sang veineux 3.29; plasma 4; lymphe 5; matière sébacée 5; salive sublinguale 5.20; mucus trachéo-bronchique 5.81 (Nasse); Chyle 6.

(*Vie animale*). — Sérosité ventriculaire 6; humeur aqueuse 6.89; sérosité sous arachnoïdienne 7; corps vitré 7.75; (Hohmayer); Larmes 13 (Herch).

— 21 —

Circonstances physiologiques. Alimentation. — En cas
d'abstinence, la quantité de sel diminue dans l'urine,
d'un autre côté le sel ajouté aux aliments favorise
la nutrition des organismes.

Excitants. — Le café et le thé, en augmentant la
nutrition, augmentent la proportion de sel contenue
dans l'urine.

Fonctionnement. — Les parties qui travaillent sont
plus salées que celles qui ne travaillent pas. C'est
pour cette raison que, chez le poulet, la cuisse est
plus salée que l'aile.

Circonstances mésologiques. — Celles qui favorisent
la nutrition augmentent la consommation du sel.
C'est ainsi que, d'après les renseignements que nous
ont fournis des marchands de sel en gros, on con-
somme plus de sel en hiver qu'en été et dans les
pays froids que dans les pays chauds.

Circonstances pathologiques. — Dans les maladies, la
nutrition est diminuée et la proportion de sel diminue dans les urines. Au contraire cette proportion
s'élève et redevient normale pendant la convalescence.

Conclusion. — En résumé, la quantité de chlorure
de sodium étant plus grande chez les espèces supérieures que chez les inférieures, chez les races supérieures que chez les inférieures, chez le mâle que
chez la femelle, chez l'adulte que chez le jeune, à
droite qu'à gauche, dans les liquides de la vie animale que dans ceux de la vie végétative est *en raison
directe de l'évolution.*
De plus cette quantité étant accrue par les circonstances qui augmentent la nutrition et diminuée par
les circonstances qui diminuent la nutrition est *en
raison directe de la nutrition.*

Urée. — *Espèces.* — Les espèces supérieures ex-
crètent plus d'urée que les inférieures.

Sexe. — La quantité moyenne d'urée contenue
dans l'urine est chez l'homme de 28.8 pour 1.000
grammes et chez la femme de 19.1.

Age.— Braconnot a trouvé 2.36 d'urée dans l'urine
du veau. Boussingault en a trouvé 18.48 dans celle
de la vache.

Le nouveau-né rend six fois moins d'urée que
l'adulte. La quantité d'urée contenue dans l'urine
est de 4.5 chez un enfant de 4 ans, de 13.4 chez un
enfant de 8 ans et s'élève chez l'adulte à 23.5. Puis
elle redescend au déclin de la vie et chez le vieillard
elle n'est plus que de 8.1.« Pour un même poids, le
veieillard élimine moins d'urée que l'adulte dans
la proportion d'un tiers. » (Roche).

Constitution. — L'excrétion d'urée est plus grande
chez les individus forts que chez les faibles.

Circonstances physiologiques. Alimentation. — Quand
l'alimentation est animale, la quantité d'urée contenue dans l'urine est de 31 à 33 pour 1,000 grammes. Quand l'alimentation est végétale, cette quantité est de 24 à 28 grammes (Lehmann et O.
Franque).

Jeûne. — Les carnivores soumis à la diète excrè-
tent six fois moins d'urée par les urines « La diète
agit sur l'urée en sens inverse de la fièvre. » (Kuhne).

Sel marin. — L'ingestion de sel augmente la nutrition. Aussi « l'augmentation de la quantité de sel
marin dans les aliments entraîne une augmentation

dans la proportion d'urée excrétée » (Rabuteau).
« L'urée augmente avec la quantité de sel ingéré à
peu près de 0,04 par gramme de sel. » (Guill. Kaupp).

Excitants. — Le café et le thé, en augmentant la
nutrition, augmentent la quantité d'urée excrétée
par les urines.

Circulation. — Après la section du pneumo-gas-
trique, la quantité d'urée excrétée augmente de 2 à
3 grammes par jour, en même temps que s'élève le
nombre des pulsations (Sigmund).

Respiration. — L'absorption d'une plus grande
quantité d'oxygène augmente l'excrétion de l'urée.

Fonctionnement.—Le travail musculaire augmente
la quantité d'urée dans les urines. Il en est de
même du travail intellectuel (Byasson).

Menstruation. — Elle a pour effet de diminuer la
nutrition générale de l'organisme. Aussi, sous l'influence des règles, l'urée diminue de plus de 20 °/₀
dans les urines.

Température. — Quand la température animale
s'abaisse par suite de la diminution de nutrition, la
quantité d'urée excrétée diminue, ainsi qu'on l'a
observé chez certains enfants qui n'ont que 36°6.
Toujours, aux températures basses correspondent
les minima d'urée. D'ailleurs, la courbe de l'urée
suit celle de la température et, comme celle-ci,
ainsi que nous le verrons, est en raison de la nu-
rition ; il doit donc en être de même de l'urée.

Circonstances mésologiques. Jour. — La quantité
d'urée excrétée est de 30 à 21 grammes [pendant les
douze heures du jour et de 16 à 17 grammes pendant les douze heures de nuit.

Faisons observer en passant que l'urée excrétée pendant les heures de nuit s'est formée pendant le jour et que l'urée excrétée le jour s'est formée pendant la nuit.

Villes. — Dans les villes où la nutrition est moins intense qu'à la campagne, la quantité d'urée excrétée est de 15 à 20 grammes seulement.

Circonstances pathologiques. — La quantité d'urée augmente dans les maladies aiguës fébriles. « Pendant l'accès de fièvre intermittente, l'urée augmente dans l'urine proportionnellement à l'élévation de la température. » (Ringer).

Au contraire, l'urée diminue dans les maladies chroniques. D'après Becquerel, dans toutes les affections où le sang est très-pauvre, il y a peu d'urée dans le sang. La diminution d'urée dans les urines albumineuses est de 5 à 8 pour 1,000 grammes (Becquerel). Dans l'hémiplégie ancienne, le côté sain excrète plus d'urée que le côté paralysé. (Yvon)

Il y aurait lieu d'étudier aussi l'action de certains *médicaments* qui, en diminuant la nutrition, diminuent l'excrétion d'urée. Ainsi agiraient, d'après M. Rabuteau, les arsénieux, le carbonate de potasse, l'iodure et le bromure de potassium, etc.

Conclusion. — La quantité d'urée excrétée étant plus grande chez les espèces supérieures que chez les inférieures, chez le sexe masculin que chez le féminin, chez les enfants, que chez les nouveau-nés, chez les adultes que chez les enfants et les vieillards, chez les forts que chez les faibles est *en raison directe de l'évolution.*

De plus, cette quantité étant accrue par toutes les circonstances qui augmentent la nutrition : alimentation, excitants, circulation, fonctionnement, etc., et étant diminuée par toutes les circonstances qui diminuent la nutrition : jeûne, défaut d'exercice, menstruation, médicaments altérants, paralysants, etc., est *en raison directe de la nutrition.*

GÉLATINE. — La proportion de la gélatine est plus grande chez les espèces inférieures que chez les supérieures, chez les animaux jeunes que chez les adultes, chez le veau que chez le bœuf par exemple.

Nous avons vu en étudiant le système osseux que les matières organiques entrant dans la composition des os étaient en raison inverse de la nutrition : or ces matières sont constituées surtout par de la gélatine. Il en résulte que la gélatine contenue dans les os est en raison inverse de la nutrition. On se rappelle que nous en avons trouvé une plus grande quantité chez les espèces inférieures, les femelles, les jeunes, les vieux, dans les os du côté gauche, de la vie végétative, privés d'aliments ou d'exercice, etc.

La gélatine considérée dans le système osseux ou dans les autres systèmes est donc *en raison inverse de la nutrition et de l'évolution.*

HÉMOGLOBINE. — *Espèces.* On n'en trouve pas dans le sang des espèces situées au bas de l'échelle animale (échinodermes, polypes, infusoires). Cependant, le sang de certains invertébrés en renferme une petite quantité. Les oiseaux en ont moins que les mammifères (Quinquaud). Le sang humain en renferme 15,68 pour 100 (Rajewski).

Sexe. « Chez les oiseaux et les mammifères, les femelles ont moins d'hémoglobine que les mâles. » (Quinquaud.)

Constitution. Les forts ont plus d'hémoglobine que les faibles. Les chlorotiques n'en ont que 6,20 pour 100. Chez les phthisiques arrivés à la dernière période de leur maladie, on en trouve plus que 4,80 pour 100.

Circonstances physiologiques. Alimentation. Le défaut d'aliments diminue la quantité d'hémoglobine contenue dans le sang.

Respiration. — Il en est de même du défaut d'oxygène.

Circonstances pathologiques. — En diminuant la nutrition, elles diminuent la quantité d'hémoglobine.

Conclusion. — La quantité d'hémoglobine contenue dans le sang étant plus grande chez les espèces supérieures que chez les inférieures, chez les mâles que chez les femelles, chez les forts que chez les faibles, est *en raison directe de l'évolution.* De plus, cette quantité étant accrue par les circonstances qui favorisent la nutriton et diminuée par les circonstances qui diminuent la nutrition : (défaut d'aliments et d'oxygène, maladies) est *en raison directe de la nutrition.* On peut donc dire que l'hémoglobine est *en raison directe de la nutrition et de l'évolution.*

Nous croyons avoir démontré que les principes immédiats sont en raison directe ou en raison inverse de la nutrition et de l'évolution. Nous allons faire la même démonstration pour les éléments anatomiques en prenant pour exemples les hématies et les leucocytes.

ÉLÉMENTS ANATOMIQUES

HÉMATIES (*nombre, poids*), *Espèces.* — En général, les invertébrés n'ont pas d'hématies. A mesure qu'on s'élève des vertébrés inférieurs aux supérieurs, on voit s'accroître le nombre des hématies contenues dans le sang. Les oiseaux et les mammifères ont plus d'hématies que les batraciens et les ophidiens. La grenouille en a 69 pour 1,000; la carpe, 82 (Provost et Dumas); le mouton, 102; le bœuf, 123; le chien, 126 (Poggiale); l'homme, 137 (Becquerel et Rodier). Chez l'homme, le nombre des hématies est environ de 4,500,000 par millimètre cube de sang et le poids moyen des globules secs est de 128 grammes pour 1000.

Races. — A notre connaissance, on n'a pas encore compté les globules rouges de sang chez les races humaines inférieures.

Sexe. — Il y a plus de globules rouges chez l'homme que chez la femme. D'après Robin, il y en aurait chez l'homme de 350 à 400 pour 600 de plasma et chez la femme 300 pour 700. D'après Becquerel et Rodier, à l'état sec, le poids des globules serait chez l'homme de 142 et chez la femme de 127. Malassez a compté 4,500,000 globules par millim. cube chez l'homme, et 3,500,000 chez la femme.

Age. — M. Lépine a constaté chez le nouveau-né pendant le premier jour une augmentation de 1,200,000 globules, suivie d'une diminution progressive jusqu'au dixième jour correspondant à une diminution de poids, de température, d'urée, etc. A partir de ce moment, le nombre des globules augmente d'année en année et s'élève, chez l'adulte de 20 à 30 ans, à 5 et 6,000,000 par millimètre cube (Grancher). « Pour une même espèce la proportion de globules est la plus grande chez l'animal adulte et chez l'homme de 30 à 40 ans. » (*Dict.* de Wurtz.) Les vieillards ont moins de globules que les adultes.

Constitution. — Chez les individus lymphatiques le nombre des globules diminue (Royer-Collard).

Circonstances physiologiques. — *Alimentation.* — L'alimentation accroît le nombre des globules, l'inanition le diminue et, d'après M. G. Sée, peut le faire descendre de 127 à 82. « Chez une grenouille privée d'aliments, le nombre des globules diminue d'une manière sensible. » (Malassez.)

Locomotion. — La même chose a lieu chez une grenouille enfermée. (Malassez.)

Menstruation. — Pendant la période menstruelle le sang contient beaucoup moins de globules. (Malassez.)

Circonstances mésologiques. — *Saisons.* — Le nombre des globules est de 4,000,000 en *été* et de 4,500,000 en *hiver*. (Malassez.)

Climats froids. — Le nombre des globules doit être plus grand dans les pays froids où la nutrition est plus intense que dans les pays chauds. On pourrait expliquer ainsi pourquoi Wecker a trouvé 5,000,000 de globules par millimètre cube, tandis que Malassez n'en a trouvé en France que 4,300,000.

Résidence. — Le nombre des globules est de

3,900,000 chez un individu habitant *Paris* et s'élève à 4,550,000 chez le même individu habitant la *campagne*. S'il quitte Paris pour aller au *bord de la mer*, huit jours après son départ, il a 4,550,000 globules et même 4,720,000 par millimètre cube. M. Malassez à qui l'on doit ces observations cite un cas où le séjour au bord de la mer a procuré un gain de 685,000 globules par millim. cube.

Conclusion. — En résumé, le nombre des hématies étant plus élevé chez les espèces supérieures que chez les inférieures, chez l'homme que chez la femme, chez l'adulte que chez l'enfant et le vieillard, chez le fort que chez le faible, est *en raison directe de l'évolution.*

De plus, ce nombre étant accru par toutes les circonstances qui augmentent la nutrition : alimentation, locomotion, hiver, pays froids, séjour à la campagne, au bord de la mer et diminué par toutes les circonstances qui diminuent la nutrition : inanition, immobilité, été, pays chauds, séjour à la ville, ce nombre, disons-nous, est *en raison directe de la nutrition.*

Après avoir prouvé que *le nombre des hématies est en raison directe de la nutrition et de l'évolution,* on pourrait considérer leur forme, leurs dimensions, leur composition.

On verrait que la *forme* est elliptique chez les oiseaux et les reptiles, ronde chez les mammifères, qu'elle varie suivant les races et qu'à ce point de vue les Chinois sont placés entre les blancs et les noirs.

Au point de vue des *dimensions*, le diamètre des globules rouges, est, d'après Robin de 0 ,007 et, d'après Frey, de $0^{mm}, 0069$. Il ne faut pas oublier que les observations du premier ont porté sur des Français et celles du second sur des Allemands. Nous croyons que les globules sont de moins en moins grands à mesure qu'on va des espèces inférieures aux supérieures, de l'embryon à l'adulte, etc., et que la petitesse de ces éléments anatomiques est *en raison directe de l'évolution.*

Au contraire, le nombre des noyaux étant plus élevé chez les vertébrés ovipares que chez les autres, chez le fœtus que chez l'enfant et l'adulte, etc., nous paraît être *en raison inverse de l'évolution.*

LEUCOCYTES. — *Espéces.* Il y a plus de globules blancs chez les espèces inférieures que chez les supérieures.

Sexe. — Il y en a de même davantage chez les femmes (1 pour 250 rouges) que chez les hommes (1 pour 300).

Age. — La proportion des globules blancs est en raison inverse de l'âge. Le rapport des leucocytes aux hématies est de 1/80 à 1/100 pendant la vie fœtale, de 1/100 à 1/130 à la naissance, de 1/200 à deux ans.

Chez les adultes, ce rapport serait de 1/400 d'après Moleschott, de 1/550 d'après Malassez, de 1/1500 à 1/1800 d'après Grancher. Évidemment ces observations qui présentent entre elles de si grands écarts ont dû porter sur des individus plus ou moins nourris ou plus ou moins avancés en évolution. D'après Grancher, le nombre des globules blancs, chez l'homme de 20 à 30 ans, serait de 3,000 à 5,000 par millimètre cube.

Constitution. — On trouve une proportion plus grande de leucocytes chez les individus lymphatiques qui, pour cette raison, sont prédisposés à la leucémie.

Côtés. — Nous prouverons plus loin que le système lymphatique est plus développé dans le côté gauche du corps que dans le droit; il en résulte que ce côté renferme ou produit plus de globules blancs que l'autre et c'est probablement pour cette raison

que les plaies, ainsi que nous l'avons observé, sup-
purent davantage et se cicatrisent moins vite à
gauche qu'à droite.

Organes. — On trouve plus de globules blancs
dans le sang qui sort des organes de la vie végétative: rate, foie, corps thyroïde etc.

Nous ne connaissons pas encore l'influence exercée par les diverses *circonstances physiologiques*, sur
la proportion des globules blancs; toutefois, en ce
qui concerne la *circulation*, nous savons par M. Tar-
chanoff que, dans la stase sanguine, il y a une
augmentation locale de globules blancs.

Nous ne parlerons pas non plus de l'action des
circonstances mésologiques, qui ne nous est pas encore
connue.

Circonstances pathologiques. — Sans parler de la leucémie, les maladies générales augmentent la proportion des globules blancs, ainsi que l'a observé
M. Brouardel dans la variole. Il en est de même de
la suppuration, et M. Brouardel a trouvé un plus
grand nombre de leucocytes chez les blessés et les
femmes en couches.

Conclusion. — En résumé, le nombre des leucocytes
étant plus élevé chez les espèces inférieures que
chez les supérieures, chez la femme que chez
l'homme, chez l'embryon que chez le nouveau-né,
chez celui-ci que chez l'enfant de deux ans, chez
l'adolescent que chez l'adulte, chez le faible que
chez le fort, dans le côté gauche que dans le droit,
est *en raison inverse de l'évolution*. De plus ce nombre
étant augmenté par les circonstances pathologiques
qui diminuent la nutrition est *en raison inverse de la
nutrition*.

Comme on le voit, il y a une opposition complète
entre les hématies qui sont en raison directe de la
nutrition et de l'évolution, et les leucocytes qui sont
en raison inverse.

HUMEURS

SANG. — On peut considérer la quantité, la rougeur, la densité du sang, les proportions de globules et de plasma qu'il contient, etc.

QUANTITÉS. — *Espéces*. « La quantité de sang chez l'homme est bien supérieure à ce qu'elle est chez les animaux. » (Collin.)

Age. — Elle est plus grande chez l'adulte que chez l'enfant et le vieillard. « Elle décroît chez les vieillards. » (Dechambre.)

Alimentation. — La masse du sang est moindre à jeun qu'en pleine digestion.
La quantité de sang est donc *en raison directe de l'évolution et de la nutrition*.

ROUGEUR. *Espéces*. Le sang est blanc chez les invertébrés, lilas chez les crabes, bleu chez les sèches, rouge chez les espèces supérieures.

Sexe. — Le sang est plus rouge chez l'homme que chez la femme.

Age. — Il est plus rouge chez l'adulte que chez l'enfant et le vieillard.

Alimentation.— L'alimentation augmente la rougeur du sang, que diminue le défaut d'aliments.

Respiration. — L'oxydation influe sur la coloration du sang, elle bleuit le blanc, jaunit le lilas, rend orangé le bleu, rougit le sang veineux humain.

Toute dépense organique non suivie de réparation diminue la rougeur du sang.

Milieu. — Toutes les circonstances qui diminuent la nutrition, en augmentant les dépenses ou en diminuant les recettes, diminuen. la rougeur du sang. Ainsi agissent les bains froids, l'été, le séjour à la ville, sur les montagnes, etc. Au contraire, l'hiver. le séjour à la campagne, au bord de la mer, etc., augmentant la nutrition, augmentent la rougeur du sang.

Conclusion. - La rougeur du sang est *en raison directe de l'évolution et de la nutrition*.

DENSITÉ. — Elle est plus grande chez les espèces supérieures que chez les inférieures. Elle est en général un peu plus faible chez la femelle et le jeune animal.

Elle est augmentée par tout ce qui augmente la nutrition et diminuée par tout ce qui diminue la nutrition : jeûne, saignée etc. Elle est donc *en raison directe de l'évolution et de la nutrition*.

PROPORTION DES GLOBULES. - - *Espèces*. La proportion des globules est plus grande chez les espèces supérieures que chez les inférieures. Pour 1,000 gr. de sang, on trouve 55 de corpuscules à l'état sec chez la grenouille, 60 chez l'anguille, 82 chez la carpe, 98 chez le mouton, 122 chez le bœuf, 124 chez le chien, 135 chez l'homme.

Sexe. — La proportion de corpuscules secs est de 141 gr. 10 chez l'homme. et de 127. 20 chez la femme

Age. — Pour une même espèce, la proportion des

globules est plus grande chez l'animal adulte et chez l'homme de 30 à 40 ans.

Constitution. — La proportion des globules est plus grande chez les forts que chez les faibles.

Toutes les circonstances physiologiques, méso-ogiques et pathologiques qui diminuent la nutri-tion, diminuent la proportion des globules. L'inani-tion, par exemple, peut faire descendre cette proportion à 82/1,000

La proportion de globules en suspension dans le sang est donc *en raison directe de l'évolution et de la nutrition.*

PROPORTION D'EAU. — *Espèces.* Au contraire, la proportion d'eau contenue dans le sang est *en raison inverse* puisqu'elle est plus grande chez les espèces inférieures que les supérieures, chez la femme 791/1,000 que chez l'homme 779/1,000 et qu'elle est accrue par l'inanition 826/1,000.

SÉRUM. — Au lieu de considérer le sang on peut considérer le serum sanguin.

Matière minérale. — La richesse du sérum en matière minérale est *en raison directe de l'évolution* puisqu'elle est de 0, 88 chez l'homme, de 0, 81 chez la femme et qu'elle est plus grande chez l'adulte que chez l'enfant.

Eau. — La proportion d'eau contenue dans le sérum est *en raison inverse de l'évolution* puis-qu'elle est de 950 pour 1,000 gr. de sérum chez la grenouille, de 945 chez le pigeon, de 926 chez le poulet, de 918 chez le chien, de 914 chez le mouton, de 912 chez le bœuf.

URINE. — On pourrait considérer dans l'urine, la densité, les proportions d'eau et de matière so-lide, la coloration etc.

Densité. — Elle est *en raison directe de l'évolution* puisqu'elle est de 1018 à 1023 chez l'homme et de 1016 chez la femme.

Matières fixes. — Il en est de même de la proportion de matières fixes qui est de 39 gr. 521 chez l'homme et de 34 gr. 211 chez la femme (Becquerel).

Eau. — Au contraire, la proportion d'eau est *en raison inverse de l'évolution.* Elle est de 993, 80 dans l'urine de veau (Braconnot) et de 921, 32 dans celle de la vache (Boussingault).

Coloration. — Elle est en raison de la proportion de matières solides et par conséquent *en raison directe de l'évolution et de la nutrition.* L'urine de la femme est plus claire que celle de l'homme.

SYSTÈMES

On peut considérer un système en général ou bien un de ses caractères mathématiques, physiques, chimiques, organiques. On peut aussi décomposer un système en ses divers éléments, comme nous l'avons fait pour le système osseux.

D'une manière générale, on comprend que les systèmes qui se rattachent à la vie animale, comme les systèmes nerveux et musculaire, doivent être en raison directe de l'évolution, tandis que ceux qui se rattachent à la vie végétative, comme les systèmes lymphatiques et adipeux, sont en raison inverse. Les premiers sont plus développés chez les races supérieures, l'homme, l'adulte, le fort, du côté droit, etc. Les seconds sont plus développés chez les races inférieures, la femme, l'enfant, le vieillard, le faible, du côté gauche, etc.

On peut aussi envisager les systèmes de produits comme le système pileux, par exemple.

SYSTÈME PILEUX

On peut considérer l'abondance des cheveux, leur forme, leur couleur, etc. Considérons leur couleur.

COULEUR. — *Races.* — Les races inférieures sont plus blondes que les supérieures et deviennent brunes en évoluant. « Dans les pays où les bruns prédominent déjà, ils prédomineront de plus en plus et, avec le temps, les blonds y deviendront de plus en plus rares. Cette diminution des blonds a déjà été constatée en France et en Allemagne. » (Dally). En effet, M. de Quatrefages a constaté en Normandie l'augmentation progressive du nombre des bruns. « En Allemagne, il n'y a plus qu'un tiers de la population qui appartienne au type blond, lorsqu'autrefois c'était le signe distinctif de toute la race germanique. » (Schaafhausen).

Variétés. — Les variétés mélaniennes l'emportent généralement sur les variétés albines (Giard). Le chat blanc est inférieur au chat noir. Le surmulot de Paris, fauve brun, est en train de devenir noir. (A. Milne-Edwards.)

Sexe. — De l'avis de tous les coiffeurs, il y a plus de blondes que de blonds.

Age. — Les enfants sont plus blonds que les adultes et deviennent bruns en grandissant. Pourquoi tous les enfants sont-ils blonds ? se demande Victor Hugo ? Parce qu'ils sont moins avancés en évolution que les adultes.

Pour la même raison, les vieillards redeviennent blonds avant de blanchir, ainsi que nous l'avons observé souvent.

Constitution. — Les faibles sont en général plus blonds que les forts. « Le type brun a une vitalité et une persistance de beaucoup supérieures au type blond » (Schaafhausen). Les blonds étant peu nourris sont sujets aux maladies dues au défaut de nutrition : rhumatismes, (Lorain), phthisie (Andral), carie dentaire, etc.

Côtés, etc. — Il y a plus de cheveux à gauche qu'à droite et les cheveux sont plus blonds à droite qu'à gauche. Au-dessus du menton, il y a plus de barbe à gauche qu'à droite et la barbe est plus blonde à droite qu'à gauche. Au-dessous, il y a plus de barbe à droite qu'à gauche et la barbe est plus blonde à gauche qu'à droite.

Les cheveux et la barbe poussent d'abord au milieu de la tête et de la face et sont plus bruns là que sur les côtés.

On sait que la tête se développe d'arrière en avant (Laugel), les cheveux poussent en arrière avant de pousser en avant et sont plus blonds en avant qu'en arrière.

Les cheveux poussent avant la barbe et sont moins blonds qu'elle. Enfin la coupe des cheveux les fait brunir.

Sur le tronc et les membres, les poils sont plus précoces, plus abondants et plus bruns à droite qu'à gauche.

La couleur blonde des divers poils considérés chez un même individu est donc en raison inverse de leur évolution.

Circonstances physiologiques et mésologiques. — Alimentation. — « Les paysans des environs d'Iéna qui se nourrissent mal sont plus blonds que les habitants de la ville '(Schaafhausen). L'ingestion de fer fait brunir les cheveux.

Climats froids. — L'action locale du froid sur les

cheveux a pour effet de les rendre blonds en diminuant leur nutrition. Nous avons remarqué qu'en mouillant constamment des cheveux bruns avec de l'eau, on finissait par les faire devenir blonds. Les plantes méridionales transportées dans le Nord se décolorent. Il en est de même des oiseaux et des mammifères qui deviennent blancs par l'effet du froid ; exemple : les perdrix, les chèvres, etc. « Les lièvres blanchissent par le froid... Dans le nord on rencontre plus de blonds, parce que le froid détruit la matière colorante » (Schaafhausen).

Climats chauds. — Au contraire les climats chauds noircissent les cheveux et les poils.

Conclusion. — La couleur blonde des poils étant plus répandue chez les races inférieures que chez les supérieures. chez le sexe féminin que chez le masculin, chez les enfants et les vieillards que chez les adultes, chez les faibles que chez les forts, à droite qu'à gauche sur la tête et à gauche qu'à droite sur le corps, est *en raison inverse de l'évolution.*

De plus, cette couleur étant accrue par toutes les circonstances qui diminuent la nutrition : jeûne, froid local, etc., et diminuée par toutes les circonstances qui augmentent la nutrition : alimentation, chaleur locale, etc., est *en raison inverse de la nutrition.*

SYSTÈME ADIPEUX

Circonstances anatomiques. — *Espèces.* — Le système adipeux est plus développé chez les espèces inférieures que chez les supérieures, chez les herbivores que chez les carnivores, etc.

Races. — Les races inférieures ont le système adipeux très-développé aux seins, aux hanches, au pubis, à la vulve, exemple : le tablier des hottentotes. Les fesses sont surchargées de tissus adipeux chez les boschismans, les hottentots, etc.

Sexe. — Les femmes sont plus grasses que les hommes. Leur sang contient une plus grande proportion de graisse que celui de l'homme.

Age. — L'embonpoint se rencontre chez les jeunes enfants (Chambers). Cela tient, d'après Fremyng, à ce que leur texture est lâche, comme celle des femmes.

Les vieillards sont plus gras que les adultes.

Constitution. — Les anémiques sont ordinairement gras (Bauer). Le tempérament lymphatique est toujours inhérent à la constitution où prédomine le système adipeux (Dancel). Le tempérament lymphatique prédispose à l'obésité (Flemyng). Une constitution molle et délicate prédispose à la grossesse adipeuse (Depaul).

Les individus petits qui sont en général moins avancés en évolution que les grands, d'après John Sinclair, engraissent facilement.

Les blonds qui sont moins avancés en évolution que les bruns sont sujets à l'obésité (Flemyng).

Organes et appareils. — On sait que la production de la graisse a lieu dans l'épaisseur même des éléments anatomiques. Si l'on considère un segment de membre, comme le bras, par exemple, on voit que la partie antérieure (la plus développée et la plus active), contient une fois moins de tissu adipeux que la partie postérieure.

D'une manière générale, ce tissu est moins développé dans les appareils de la vie animale que dans ceux de la vie végétative. Il n'y a pas de graisse entre les organes du système nerveux central. La cavité encéphalique et celle de la dure-mère sont entièrement dépourvues de tissu adipeux.

Au contraire, les appareils de la vie végétative sont surchargés de graisse. On en trouve, dans la plèvre, le péricarde, dans l'abdomen, dans les épiploons, dans les parties les moins vasculaires, comme on le verra plus bas.

Circonstances physiologiques. — *Alimentation.* — Une alimentation insuffisante développe le système adipeux. Je connais une femme qui a engraissé pendant le siége de Paris. Un organe qui ne reçoit plus de sang subit la dégénérescence graisseuse.

Circulation. — Tout ce qui ralentit la circulation concourt à produire la corpulence graisseuse et les parties les plus grasses du corps sont celles où la circulation s'exécute le plus lentement comme dans les épiploons, le système de la veine-porte, au-dessous du tronc de l'artère cœliaque (Flemyng).

Respiration. — Chez les animaux qui respirent peu et dont la circulation languit, comme chez les poissons et plusieurs autres espèces aquatiques, la production de la graisse est abondante et elles acquièrent souvent un volume de corps très-considérable (Flemyng). Si on respire moins, la graisse n'est pas brûlée et s'accumule dans l'organisme (Bauer). Le défaut d'oxygène prédispose à l'embonpoint (Beddoes). D'un autre côté, on sait que chez les obéses les oxydations sont moins actives.

Locomotion. — Le défaut d'exercice, la vie sédentaire rendent obèses (Flemyng); exemple : les moines, les animaux qui sont à l'engrais, etc. Réciproquement, les obèses ont de la répugnance pour le mouvement.

Innervation. — L'oisiveté intellectuelle prédispose a l'obésité. Réciproquement, les hommes maigres étant plus avancés en évolution que les hommes gras sont plus intelligents qu'eux. Les obéses ont l'intelligence paresseuse (Flemyng). A gras ventre maigre intelligence (Shakespeare). Obésité et stupidité sont des compagnes inséparables (lord Chesterfield).

Menstruation. — Le Dr Kisch a observé dans 215 cas une relation entre la menstruation trop peu abondante, l'aménorrhée et l'obésité. Cela est dû à l'anémie qui accompagne, dit-il, certainement l'obésité à un degré plus ou moins marqué. D'après M. Glais (thèse 1875), sur 12 femmes atteintes de grossesse adipeuse, 7 n'étaient pas réglées et 3 l'étaient très-peu. D'ailleurs, on sait qu'en général les femmes obéses sont peu ou pas réglées.

Circonstances mésologiques. — *Eté.* — On engraisse en été, on maigrit en hiver.

Climats chauds. — Ils rendent obèses, exemple l'Égypte (Prosper Albain). De même l'abus des bains chauds affaiblit et produit l'obésité.

Lumière. — Le séjour dans un lieu obscur fait engraisser; exemple l'anglais Burdett.

Circonstances pathologiques. — Toutes les criconstances qui diminuent la nutrition produisent l'engraissement. Ainsi agissent les saignées habituelles (Flemyng). Toutes les maladies, en affaiblissant l'organisme, engendrent l'obésité. Sur 26 cas d'obésité, 10 ont été précédés d'une maladie antérieure : pneumonie, scarlatine, maladies fébriles, syphilis (Chambers).

La scrofule, le rhumatisme, les névralgies rendent obèses. Certaines diathèses conduisent à l'obésité (Bouchard). J'ai vu dernièrement à l'hôpital Lariboisière une femme chlorotique qui a engraissé depuis sa maladie.

L'absorption de poisons, le traitement par le mercure, par l'arsenic, etc., l'abus de l'alcool produisent le même effet et rendent obèse.

Il en est de même de la convalescence des maladies (Flemyng).

« Tout ce qui diminue ou débilite les forces vitales fait engraisser : grandes hémorrhagies, fréquentes saignées, convalescence après plusieurs maladies. La castration qui débilite tout le corps rend obèse ; exemple : les eunuques, les chapons, les bœufs, les chats. » (Flemyng).

Réciproquement les obèses sont sujets aux hémorrhagies, à l'anasarque, à l'hystérie, à la manie, à l'épilepsie, à la scrofule, au cancer (Wunderlich) toutes maladies que nous considérons comme agissant en raison inverse de l'évolution et de la nutrition, parce qu'elles affectent surtout les races inférieures, la femme, les enfants, les vieillards, les faibles, le côté gauche, les parties pas assez nourries ni exercées, etc., etc.

Conclusion. — Le système adipeux étant plus développé chez les espèces et les races inférieures que chez les supérieures, chez la femme que chez l'homme, chez l'enfant et le vieillard que chez l'adulte, chez le petit, le blond, le faible que chez le grand, le brun, le fort, est *en raison inverse de l'évolution.*

De plus, ce système étant augmenté par toutes les circonstances physiologiques (défaut d'aliments, d'oxygène, d'exercice, menstruation, etc.), mésologiques (été, pays chauds, bains chauds, obscurité) et pathologiques (saignée, maladies) qui diminuent la nutrition, est *en raison inverse de la nutrition.*

SYSTÈME LYMPHATIQUE.

Espèce. Race. Sexe. — Ce système est plus développé chez les espèces et les races inférieures ainsi que chez le sexe féminin.

Age. — « Les dimensions de ce système très-considérables chez l'enfant, diminuent à mesure qu'on avance en âge. Les vaisseaux lymphatiques du scrotum sont notablement plus résistants chez le fœtus et l'enfant que chez l'adulte et le vieillard ». (Sappey.) C'est ce qui nous explique pourquoi les affections lymphatiques sont] plus fréquentes chez les jeunes sujets.

Constitution. — Le système lymphatique est plus développé chez les faibles que chez les forts.

Côtés. — « Le système lymphatique est plus développé à gauche qu'à droite ». (Morgagni.) La comparaison de la grande veine lymphatique avec le canal thoracique vient à l'appui de cette opinion.

Appareils et organes. — On trouve plus de lymphatiques dans les appareils et organes de la vie végétative que dans ceux de la vie animale. Il n'y en a pas dans le système nerveux. On en voit beaucoup dans la peau, les séreuses, les muqueuses, la mamelle, le testicule, le foie, le pancréas, le poumon, l'intestin grêle, le mésentère, le corps thyroïde, etc. « Les lymphatiques du corps thyroïde sont presque innombrables. » (Mascagni.) La face interne du bras est plus développée et contient moins de lymphatiques que la face externe. Le système lymphatique constitue tout l'appareil circulatoire des organismes et des tissus inférieurs.

Conclusion. — Le système lymphatique étant plus développé chez les espèces et les races inférieures que chez les supérieures, chez le sexe féminin que chez le sexe masculin, chez l'enfant que chez l'adulte, chez le faible que chez le fort, du côté gauche que du droit, dans les organes de la vie végétative que dans ceux de la vie animale, est *en raison inverse de l'évolution.*

ANATOMIE.

DU CORPS EN GÉNÉRAL.

On peut considérer ses caractères mathématiques (dimension, direction, symétrie) physiques
(poids, température, etc.) etc.

Comme caractère mathématique, nous pouvons
prendre la taille pour exemple :

TAILLE. — *Caractères anatomiques. Espèce.* — En
général, la taille est plus élevée chez les espèces
supérieures que chez les inférieures. Les petites
espèces évoluent moins rapidement que les grandes et restent parfois stationnaires. C'est ce qui a
fait dire à M. d'Archiac ; « L'analogie des faunes
quaternaire et moderne de chaque région est d'autant plus prononcée que les animaux que l'on considère sont de plus petite taille. »

Race. — On a dit que l'homme primitif était plus
grand que l'homme actuel et que la taille avait été
en diminuant de génération en génération. Cette
affirmation tombe devant ce fait que la longueur des
squelettes fossiles ne dépasse pas celle des squelettes actuels. Au contraire, MM. Broca et Boudin
ont démontré que la taille des races françaises, par
exemple, bien loin de s'abaisser, était en voie d'accroissement. Il est très-vrai que les guerres du premier empire, en tuant nos plus beaux hommes, ont
produit une diminution de la taille dans notre pays ;
mais « les exemptions pour défaut de taille ont subi
en France, depuis trente ans, une très-notable diminution, et la classe de 1860 comparée à celle de 1831
présente une diminution de 3,290 hommes exemptés
sur 100,000 jeunes gens examinés. » (Boudin.)
D'ailleurs, si nous comparons deux races entre
elles, nous voyons que c'est la plus avancée en évo-

lution qui est la plus grande. C'est ainsi que les conscrits du département du Doubs ont, en moyenne, 1,668 millim., tandis que les conscrits bretons n'ont que 1,612 millim.

Sexe. — En général le mâle est de plus grande taille que la femelle. D'après Quételet, la taille est en moyenne plus élevée chez l'homme que chez la femme. En effet elle est chez l'homme de 1,467 à 1,890 millim., et chez la femme de 1,444 à 1,740 millim., soit une différence moyenne de 86 millim. en faveur de l'homme. D'après M. Topinard cette différence serait de 12 centimètres.

La même chose s'observe chez toutes les races humaines et à tous les âges. D'après Orbigny, la taille moyenne des Patagons est de 1,730 millim. chez les hommes, et chez les femmes de 1,620 mill. Les Péruviens ont 1,590 mill. de hauteur et les Péruviennes 1,445 mill.

Au moment de la naissance, les garçons ont 1 cent. de plus que les filles (Quételet). Plus tard, l'accroissement de la taille est de 5 cent. par an chez les garçons et de 4 seulement chez les filles (Beaunis). La taille diminue chez les hommes à partir de cinquante ans et chez les femmes à partir de quarante. En somme « la femme naît moins grande, croît moins vite et s'arrête plus tôt que l'homme. » (Bertillon.)

Age. — La taille humaine, de 46 à 49 cent. à la naissance, s'accroît de 20 cent. pendant la première année, de 10 pendant la deuxième, de 7 pendant la troisième, de 6 cent. par an de 4 à 11 ans, de 5 de 11 à 16 ans. La taille moyenne qui est de 1,640 millim. à l'époque de la conscription, s'élève à 1,655 quand la croissance est achevée.

Au-delà de 50 ans, la taille diminue : un groupe ayant 1,684 de taille moyenne à 30 et 40 ans, n'a plus que 1,674 mill. à 50 ans, 1,639 à 60 ans, 1,623 à 70 ans, 1,613 à 80 ans. Ces mesures portant exclusivement sur des individus restés droits démontrent que l'homme en vieillissant perd jusqu'à 7 cent. de sa taille.

Constitution. — Les faibles sont en général plus petits que les forts et moins avancés qu'eux en évolution. « Toutes choses égales, d'ailleurs, le poids du cerveau est un peu plus considérable chez les individus grands que chez les petits. La différence de taille entre deux groupes d'individus étant de 6 0/0, le cerveau des grands pèse en moyenne 6 0/0 de plus que celui des petits. » (Broca.) Il y a quatre ou cinq fois plus d'idiots chez les gens de petite taille. La taille des hommes distingués est un peu plus élevée (Broca).

Côtés. — Si l'on compare les côtés droit et gauche des diverses parties dont la superposition forme la taille, on voit que les dimensions de ces parties en hauteur sont plus grandes à droite qu'à gauche. Les membres inférieur et supérieur droits sont plus longs que les gauches. Tous les tailleurs savent que la jambe droite est en général plus longue que la gauche. Les mains, les doigts, etc., sont plus longs à droite qu'à gauche. L'épaule droite est plus haute que la gauche.

Circonstances physiologiques et mésologiques. Alimentation. — Villermé attribue la petitesse de la taille au défaut d'aliments. On a remarqué chez les ouvriers qui travaillent dans de mauvaises conditions hygiéniques une brièveté des membres inférieurs qui rappelle le genre basset chez les chiens. « La taille croît avec l'aisance et décroît avec la misère . » (Fonssagrives.)

Climats froids. — En général les hommes des pays froids sont plus grands que ceux des pays chauds. D'ailleurs il en est de même des animaux et des plantes dont la taille est plus élevée au nord qu'au midi (chevaux, grenouilles, avoine, etc.). Cependant l'extrême froid arrête l'évolution et diminue la taille, exemple les lapons.

Altitude. — « La taille s'élève dans les plaines et décroît sur les montagnes. » (Fonssagrives.)

Villes. — Les habitants des villes sont plus avancés en évolution que ceux des campagnes. « La taille du citadin est de 2 à 3 cent. plus élevée que celle du campagnard. » (Bertillon.)

Bord de la mer. — On sait que l'habitat du bord de la mer favorise la nutrition et l'évolution. On a observé en Bretagne que la taille était plus élevée sur le littoral qu'au centre chez les hommes et chez les autres animaux (bœufs, etc.).

Conclusion. — La taille étant plus élevée chez les espèces et les races supérieures que chez les inférieures, chez l'homme que chez la femme, chez l'adulte que chez l'enfant et le vieillard, chez le fort que chez le faible, est *en raison directe de 'l'évolution.* De plus, elle est *en raison directe de la nutrition,* puisqu'elle est accrue par toutes les circonstances qui augmentent la nutrition (alimentation, climats froids, habitat des villes, des plaines, du bord de la mer) et diminuée par toutes les circonstances qui diminuent la nutrition (défaut d'aliments, climats chauds, habitat de la campagne, des montagnes, de l'intérieur des terres).

DIRECTION

DE BAS EN HAUT. — *Espèces.* — Dans les deux règnes végétal et animal, les espèces inférieures sont horizontales et les espèces supérieures tendent à se rapprocher de la verticale. De tous les animaux, c'est l'homme qui est le plus vertical. A mesure qu'on s'élève des quadrupèdes vers les bipèdes (singes, hommes), on voit l'angle formé par l'axe de l'animal et l'horizontale s'ouvrir de plus en plus jusqu'à ce qu'il forme un angle droit.

Considérons les espèces voisines de l'homme, nous verrons qu'entre le maki et le ouistiti qui sont complétement quadrupèdes et l'homme blanc qui est le type le plus achevé du bipède, se trouvent des espèces et des races dont la direction de plus en plus oblique tend à devenir verticale. Ces intermédiaires sont, en allant du quadrupède au bipède, les sajous, les atèles, les alouates, les magots, les guenons, les macaques, les semnopithèques ; puis viennent les anthropoïdes : gibbon, chimpanzé, orang, gorille. « Les antropoïdes s'éloignent du type quadrupède presque autant que l'homme lui-même. Sous ce rapport, ils diffèrent bien moins de l'homme que des autres primates... Ce sont des bipèdes imparfaits mais des bipèdes. » (Broca).

Races. — Les races humaines inférieures sont moins verticales que les races européennes. On a remarqué que certaines tribus sauvages étaient courbées vers la terre, exemple les indigènes de Ceylan. Le nègre est moins droit que le blanc. D'ailleurs, à l'instar de tous les quadrupèdes sans exception, il a la face postérieure du corps plus noire que la face antérieure, ce qui, soit dit en passant, fournit un nouvel argument aux partisans du transformisme.

Chez certaines races inférieures, l'axe du corps étant oblique, c'est-à-dire incliné, en haut en avant et en bas en arrière, il en résulte que le vagin au lieu d'être antéro-postérieur est postéro-antérieur. Son orifice se trouve reporté en arrière tout près de l'anus, de telle sorte que les rapports sexuels ne peuvent pas s'effectuer par devant. C'est ce qu'on observe chez les Hottentotes qui, dans l'acte du coït, tournent le dos à leur mari et sont *couvertes* à la façon des femelles de quadrupèdes. La direction des hottentots est donc oblique, bien que, chez eux, la station verticale soit favorisée par un développement exagéré de la région fessière qui joue le rôle de contre-poids et tend à les maintenir droits.

D'ailleurs, sans aller si loin, on trouve en Afrique des Moresques avec lesquelles les rapports sexuels sont impossibles par devant, vu la situation de leurs organes génitaux.

Enfin, même dans nos races supérieures, il y a, sous le rapport de la verticalité, une différence entre l'habitant des villes qui est très-droit, et le paysan qui est tant soit peu courbé en avant. Cette direction oblique du paysan existe normalement, indépendamment des travaux agricoles qui, d'ailleurs, contribuent à l'accentuer encore dans le sens de l'horizontale. Dans une même société, la station verticale est d'autant plus parfaite que les individus sont plus avancés au point de vue de l'évolution.

Sexe.— On a remarqué chez les indigènes de Ceylan que les femmes étaient plus courbées en avant que les hommes. Dans nos sociétés supérieures, il est facile de voir que les femmes en général ne se tiennent pas droit et marchent le corps et la tête penchés en avant.

Age. — Le fœtus est d'abord horizontal comme les quaprupèdes, puis oblique comme les singes et enfin vertical au moment où il acquiert la forme humaine.

L'enfant d'un an qui apprend à marcher n'arrive pas de suite à la position verticale et rampe pendant quelque temps avant de pouvoir se tenir debout.

L'adulte est droit et son axe se confond avec la

verticale. Le vieillard tend à dévier de cette ligne pour se courber en avant, si bien que l'axe d'un homme de 80 ans est presque toujours oblique.

Constitution. — Les faibles sont moins verticaux que les forts.

Côtés. — Le côté droit est plus droit que le côté gauche qui est un peu incliné en avant.

Circonstances physiologiques et mésologiques. — La verticalité étant le résultat de l'évolution qui, elle-même, est le résultat de la nutrition, on comprend que toutes les circonstances physiologiques et mésologiques qui favorisent la nutrition favorisent par cela même l'évolution et le développement dans le sens de la verticale.

Conclusion. — La direction verticale est *en raison directe de l'évolution et de la nutrition.* Inversement la direction horizontale est en raison inverse.

D'ailleurs, l'évolution se fait de bas en haut, qu'il s'agisse de l'organisme en général ou des divers appareils et organes en particulier : appareil diges-tif, moelle épinière, cerveau, face, etc. Le corps se forme de bas en haut et représente l'échelle de l'or-ganisation, en ce sens qu'un appareil est situé d'autant plus haut qu'il occupe un rang plus élevé au point de vue de l'évolution. Quand on considère l'ordre d'apparition et de superposition des divers appareils et organes, on voit que les inférieurs sont apparus les premiers et les supérieurs les derniers. En effet les appareils et fonctions sont situés de bas en haut dans l'ordre suivant : appareils de la vie végétative (reproduction, excrétion, digestion, cir-culation, respiration) appareils de la vie animale (locomotion, innervation) chez l'embryon, les mem-bres inférieurs apparaissent avant les supérieurs. Considérons l'axe cérébro-spinal, nous voyons qu'au-

dessus des nerfs de la sensibilité et du mouvement
se trouvent les organes de sensibilité (sens, etc.) et
de l'intelligence. Bien plus, parmi les facultés intellectuelles, les supérieures sont celles qui siégent à
la partie la plus élevée du cerveau. L'étude spéciale
que nous ferons plus loin de l'évolution nous mon-
trera que les divers caractères de l'organisation
s'accentuent de bas en haut dans l'animal comme
dans la série animale : division du travail, spécia-
lisation et hiérarchie des fonctions, etc.

D'ARRIÈRE EN AVANT. — Les espèces horizontales
ayant précédé les espèces obliques et verticales,
l'évolution, avant de se faire de bas en haut, a dû se
faire d'arrière en avant, ce qui, d'ailleurs, est la
même chose en supposant que les quadrupèdes se
transforment en bipèdes. Tout ce que nous avons
dit de la marche de l'évolution de bas en haut s'applique à sa marche d'arrière en avant. L'animal
perd des organes en arrière et en acquiert en avant.
Le tétard par exemple perd sa queue, acquiert successivement des pattes postérieures, des pattes antérieures et devient grenouille. Les fonctions sont
de plus en plus importantes, la division du travail
est de plus en plus grande chez tous les animaux
horizontaux considérés d'arrière en avant. Chez
les insectes et les crustacés par exemple, en allant
de l'extrémité postérieure à l'extrémité antérieure,
on trouve les zoonites de la vie végétative et ensuite ceux de la vie animale. Chez l'écrevisse, on
voit les paires d'appendices, qui près de la queue
sont des fausses pattes, se transformer successivement en organes de la locomotion, de la préhension,
et des sens (tact, ouïe, vue.)
Mais l'évolution a lieu d'arrière en avant, même
chez les bipèdes verticaux, qu'il s'agisse du corps
entier ou de ses parties. Dans l'axe cérébro-spinal,
par exemple, la sensibilité qui précède la motilité
dans l'ordre de l'apparition, siége à la partie pos-

térieure. Dans l'encéphale, les facultés les plus élevées sont celles qui sont situées à la partie la plus
antérieure du cerveau (langage articulé, ré-
flexion, etc.)

DE DROITE A GAUCHE. — Non-seulement l'évolution a lieu *de bas en haut* et *d'arrière en avant*, mais
elle a lieu encore *de droite à gauche*, et ceci nous
amène à parler de la symétrie du corps en général.

SYMÉTRIE.

C'est à tort que les anatomistes considèrent les
animaux comme formés de deux moitiés symétriques. En général, la moitié droite est plus développée que l'autre et la droiterie est constituée par
cette prééminence du côté droit sur le côté gauche.

DROITERIE. — *Nutrition.* — Il importe de rechercher tout d'abord en quoi consiste la droiterie et à
quelles parties de l'organisme elle s'étend. D'une
manière générale, le côté droit est plus nourri que
le gauche. En effet, son système artériel est plus
développé, il reçoit une plus grande quantité de
sang, le pouls est plus fort de ce côté; de plus, les
échanges nutritifs sont plus intenses à droite qu'à
gauche. M. Claude Bernard a trouvé 1 gr. 04
de sucre dans le sang de l'artère crurale droite et
1 gr. 03 dans celui de la crurale gauche; la température est plus élevée à droite qu'à gauche;
M. Yvon a trouvé plus d'urée dans le sang veineux
du côté droit que dans celui du côté gauche.

Les secrétions sont plus abondantes à droite qu'à gauche. Le sein droit de la femme secrète un lait plus abondant et plus riche que le gauche (Sourdat). D'après les expériences de M. Collin la parotide gauche du cheval secrète plus de salive que la droite (nous verrons plus loin que nous sommes gauchers de certains organes de la tête). Un cochon d'Inde meurt sans sa capsule surrénale droite et vit très-bien sans sa gauche (Gratiolet).

Evolution. — Le côté droit est plus avancé en évolution que le gauche. Au point de vue anatomique, il est plus grand, plus volumineux, plus lourd. Au point de vue fonctionnel, il est plus puissant. D'après mes recherches, chez les langoustes la contractilité persiste plus longtemps à droite qu'à gauche. Les muscles du côté droit déploient une plus grande force dynamométrique que ceux du côté gauche. Enfin le cerveau gauche qui est plus développé que le droit, au point de vue psychologique est aussi plus intelligent que lui.

L'asymétrie ou défaut de symétrie des deux côtés s'étend non-seulement à l'organisme entier et à ses parties externes (tête, tronc, membres, queue), mais encore à ses parties internes (systèmes, appareils, organes). Enfin elle existe non-seulement dans les organes pairs, mais encore dans les organes médians.

Parties externes. — La tête est asymétrique (crâne et face). Il en est de même du tronc. En général, le côté droit du thorax est plus étendu que le côté gauche de 1 à 3 centimètres (Woillez). L'abdomen et le bassin sont plus développés à droite qu'à gauche. Les membres supérieurs et inférieurs et leurs divers segments sont plus volumineux, plus lourds et plus puissants à droite qu'à gauche. M. Poncet a trouvé chez 18 droitiers une différence de 17 grammes en faveur du poids total des os du membre supérieur droit. Chez une femme disséquée par le même auteur, les parties molles de l'articulation de l'épaule pesaient 7 grammes de plus à droite qu'à gauche, la main droite pesait 7 grammes de plus que la gauche. La main et les doigts sont plus volumineux et plus longs à droite qu'à gauche. Les expériences dynamométriques démontrent que la force de pression de la main droite l'emporte d'un quart et même d'un tiers sur celle de la main gauche. Chez un enfant de 11 ans la pression de la main droite l'emporte de 2 à 3 kilogrammes sur celle de la main gauche (Burcq). William Ogle a constaté la prééminence statique et dynamique du membre inférieur droit sur le gauche. D'ailleurs, la preuve qu'on est droitier des membres inférieurs, c'est qu'on se sert du pied droit de préférence au gauche pour pousser, gratter, faire une marque, donner un coup de pied, etc.

PARTIES INTERNES. *Systèmes.* — En général, les systèmes sont plus développés à droite qu'à gauche, à l'exception toutefois de ceux qui sont en raison inverse de l'évolution comme le système lymphatique par exemple qui, d'après Morgagni, est plus développé à gauche qu'à droite.

Système pileux. — D'après mes recherches, les cheveux sont plus abondants à gauche qu'à droite. Il y a plus de barbe à gauche qu'à droite au-dessus du menton, et à droite qu'à gauche au-dessous. Les poils sont plus nombreux à droite qu'à gauche au thorax, à l'abdomen et aux membres.

Système dentaire. — J'ai reconnu que les dents poussaient d'abord à droite à la mâchoire inférieure et à gauche à la mâchoire supérieure.

Système osseux. — Nous avons vu, en étudiant ce système, que les os de la moitié droite du corps pe-

saient plus que ceux de la moitié gauche et que les
matières minérales et en particulier le carbonate
de chaux étaient en proportions plus grandes dans
les os du côté droit que dans ceux du côté gauche.

Système artériel. — Le volume des artères étant en
rapport avec celui des organes auxquels elles se
rendent, il en résulte que le système artériel doit
être plus développé dans la moitié droite du corps
que dans la gauche et dans l'hémisphère gauche du
cerveau que dans le droit.

D'après M. de Fleury, l'aire de la sous-clavière
droite est de 49 millim., et celle de la gauche de
38 seulement.

La carotide gauche forme une artère spéciale
chez les mammifères supérieurs à partir du lion. Son
calibre, d'après M. de Fleury, a 35 millim. d'aire,
tandis que celui de la carotide droite n'a que 31 mill.
La carotide gauche ayant 35 millim. carrés de section et le tronc brochio-céphalique en ayant 71, la
circulation, en vertu des lois de l'hydrodynamie,
doit être plus rapide et la pression sanguine plus
grande dans la carotide gauche que dans la droite.
Enfin M. Debourge a signalé à la Société d'anthropologie un apport de sang plus abondant au côté
gauche du cerveau par suite d'une rectitude plus
grande des vaisseaux de ce côté. D'un autre côté,
l'artère vertébrale gauche est plus volumineuse que
la droite et naît assez fréquemment de l'aorte.
M. Pierret a démontré la prédominance du système
vertébral gauche.

Le système artériel est plus développé à droite
qu'à gauche, non-seulement dans les parties externes, mais encore dans les parties internes. L'artère
bronchique droite est plus volumineuse que la
gauche. En considérant le côté gauche de l'abdomen
on voit que l'estomac et la partie gauche de l'intestin grêle sont desservis par des artères venant du
côté droit. Quant au gros intestin sa partie gauche

qui reçoit ses artères de la mésentérique inférieure est desservie après sa partie droite qui reçoit les siennes de la mésentérique supérieure.

Système musculaire. — Ainsi que nous l'avons vu, le système musculaire est plus développé et plus puissant à droite qu'à gauche. Et cela est vrai même des muscles médians comme le diaphragme.

Système nerveux. — Ce système est plus développé à droite qu'à gauche. Le vague droit agit plus énergiquement sur le cœur que le gauche (Arloing et Tripier). D'après M. Masoin, de Bruxelles, le nerf pneumogastrique droit ralentit plus que l'autre la vitesse des pulsations cardiaques ; il arrête le cœur pendant un temps bien plus long que ne le fait le gauche. Enfin MM. Masoin et Tripier ont trouvé que chez l'âne et le lapin, le pneumogastrique droit agit plus que le gauche sur les mouvements de l'œsophage et de l'estomac.

Nous constaterons plus loin l'asymétrie de la moelle et des différentes parties de l'encéphale (protubérance, cervelet, corps striés, lobe moyen, lobes occipitaux et frontaux).

Organes situés à droite. — Quand on considère les viscères ou les parties de viscères situés à droite d'un plan idéal passant par les raphés et divisant le corps en deux moitiés, on voit qu'ils sont plus importants que ceux qui occupent le côté gauche. A droite se trouvent le foie, le duodénum, la plus grande partie du pancréas, la partie la plus importante du gros intestin. Le mésentère est beaucoup plus développé à droite qu'à gauche et se forme d'abord à droite, ainsi que le prouve l'anatomie comparée. Le grand épiploon qui s'insère seulement à l'angle droit du colon chez les pitheciens, s'étend aux côlons ascendants et transverse à mesure qu'on se rapproche de l'homme. A gauche se trouve la rate dont l'absence congénitale ou l'ablation ne sont pas incompatibles avec la vie, l'estomac qui occupe aussi l'hypochondre droit et dont le renflement gauche représente la panse.

Quant au cœur, on sait que chez les quadrupèdes, il est médian et symétrique. « Chez l'homme, dit M. Broca, la pesanteur l'entraîne vers le diaphragme. Ne pouvant reposer sur la convexité d'une voûte mobile comme le diaphragme, il s'incline et devient oblique par rapport à l'axe du corps. » S'il s'incline à gauche, c'est en raison de la prééminence du poumon droit qui offre plus de résistance que le poumon gauche à cette inclinaison. D'un autre côté, l'embryogénie démontre que le cœur droit se forme avant le gauche.

Organes pairs. — Parmi les organes pairs et symétriques, ceux du côté droit l'emportent en volume sur ceux du côté gauche, la bronche droite est plus volumineuse que la gauche. Le poumon droit pèse chez l'adulte 60 ou 70 grammes de plus que le gauche. Chez les quadrupèdes, le cœur est médian, et cependant le poumon droit possède toujours un, deux ou même trois lobes de plus que le gauche. L'ovaire droit est plus lourd que l'ovaire gauche de 2 ou 3 décigrammes (Roques). Quant aux organes dont l'évolution est rétrograde et consiste non dans une augmentation, mais en une diminution de volume, comme les reins, par exemple, on comprend qu'ils soient plus développés à gauche qu'à droite.

Organes impairs. — Les organes impairs médians, dits symétriques, sont plus développés à droite qu'à gauche, ou à gauche qu'à droite s'il s'agit des parties antérieures du cerveau ; le lobe droit de la glande thyroïde est plus lourd que le gauche, le diaphragme est plus développé à droite qu'à gauche. Il en est de même de la langue. La moitié droite de l'utérus est plus développée et plus contractile que la gauche.

Axe cérébro-spinal. — Dans les renflements cervical et lombaire de la moelle, la corne droite est plus grande que la gauche (Roque). La droiterie affecté toute la moitié du corps et s'étend aux sens comme aux autres organes. Nous sommes droitiers de la vue, de l'ouïe, de l'odorat et du goût.

Le crâne est asymétrique. Le ptéréon ou portion de pariétal, comprise entre le frontal et le temporal, a 4 ou 5 millim. de plus à gauche (Broca). Chez les blancs, la distance du canal auditif à l'orbite est plus grande de 1 ou 2 millim. à gauche. L'atrophie des pariétaux a lieu plus souvent à droite qu'à gauche (Sauvage). M. Rochet ayant pris beaucoup de moules intra-crâniens a observé que le lobe postérieur et le cervelet ne sont pas symétriques.

La protubérance contient plus de fibres transversales à droite qu'à gauche et plus de fibres longitudinales à gauche qu'à droite (Roque). Dans le cervelet la substance blanche est plus abondante à droite qu'à gauche, le pédoncule moyen est aussi plus développé à droite qu'à gauche.

Pour beaucoup d'auteurs, le cerveau est double; telle est l'opinion de MM. Bouillaud, Broca, Brown-Sequard, Ferrier, William Ogle, H. Holland, Wigan, etc. « Nous avons une intelligence droite et une intelligence gauche » (Bouillaud).

D'après les recherches du Dr Boyd basées sur 200 observations, le poids de l'hémisphère gauche surpasse presque toujours d'un 1/8 d'once environ celui de l'hémisphère droit. William Ogle a constaté pareillement que l'hémisphère gauche est plus volumineux que le droit. Cette prééminence du cerveau gauche s'accorderait avec ce fait que le système artériel cérébral est plus développé à gauche qu'à droite.

Mais il importe de comparer entre elles les moitiés des diverses parties dont se compose le cerveau. D'après M. Broca, le lobe occipital droit serait plus lourd que le gauche. Dans les lobes occipitaux, la substance blanche est plus abondante à.droite qu'à gauche (Roque). Le lobe occipital droit est plus plissé que le gauche (Barkow).

Les circonvolutions qui sont à la base du lobe moyen sont plus compliquées à gauche qu'à droite (Roque). D'après le même auteur, le corps strié droit serait plus grand que le gauche. Chez le chimpanzé, les plis de passage qui unissent le lobe pariétal à l'occipital existent plus souvent à l'hé-misphère droit qu'au gauche (Broca).

Dans les lobes frontaux la substance blanche est plus abondante à droite qu'à gauche (Roque). Le contraire a lieu pour la substance grise. Ainsi nous serions droitiers de la substance blanche et gau-chers de la substance grise. Le lobe frontal gauche est sensiblement plus lourd que le droit (Broca). MM. Broca, Barkow et Roque ont observé que le lobe frontal gauche était plus plissé que le droit. Les replis cérébraux sont plus nombreux et plus profonds à gauche qu'à droite (Roque). Or, on sait que le plissement de la surface n'est que la consé-quence de l'augmentation de volume du cerveau. M. Bischoff a observé un microcéphale chez lequel la circonvolution antérieure manquait presque com-plétement du côté droit. Au contraire, M. Luys a constaté chez 8 malades, sur 35, une circonvolution supplémentaire siégeant dans le cerveau gauche postérieurement et parallèlement à la circonvolu-tion pariétale et ascendante.

Ainsi nous sommes droitiers de la partie posté-rieure de l'encéphale et gauchers de la partie anté-rieure. La plupart des hommes sont naturellement gauchers du cerveau (Broca).

La troisième circonvolution frontale, siége de la faculté du langage articulé, se forme d'abord à gauche. Il est bien démontré aujourd'hui que nous parlons avec le cerveau gauche. « L'en-fant n'apprend à parler que d'un seul hémisphère comme plus tard, il n'apprendra à écrire que d'une seule main. » (Cotard).

Organes asymétriques. — Enfin « la moitié droite des organes, même les moins symétriques, est plus grosse que la gauche. » (Tony Moilin). Le pancréas est volumineux à son extrémité droite et effilé à son extrémité gauche ; le lobe droit du foie est beaucoup plus considérable que le gauche. La partie la plus active de l'estomac, de l'intestin grêle et du gros intestin est la partie droite.

Comme on le voit, la symétrie doit être envisagée non-seulement dans l'organisme entier et dans ses parties externes (tête, tronc, membres), mais encore dans ses parties internes et dans les divers organes pairs ou impairs, médians ou non.

En résumé, le côté droit est plus nourri et plus avancé en évolution que le gauche et c'est ce qui nous explique comment M. Dareste a pu produire artificiellement une inversion des viscères chez des embryons de poule en provoquant un excès de développement à la gauche de l'embryon.

Nous allons rechercher maintenant quelle influence les diverses circonstances anatomiques et physiologiques exercent sur la symétrie.

ESPÈCES.

D'une manière générale, les espèces végétales et animales inférieures sont plus symétriques que les supérieures. L'asymétrie ne se montre que chez les organismes ayant déjà subi un certain degré de transformation et augmente à mesure qu'on s'élève dans l'échelle des êtres.

En botanique, d'après MM. Grolous et Roujou, « si l'on considère une branche à feuilles alternées ou à feuilles opposées, deux feuilles prises, l'une à droite, l'autre à gauche, constituent entre elles, un ensemble symétrique. Les folioles faisant partie d'une feuille composée sont assujetties à la même loi. C'est à une direction oblique que correspond le maximum d'asymétrie des folioles. »

Invertébrés. — En zoologie « la symétrie a d'abord lieu entre les deux côtés, puis entre la moitié supérieure et l'inférieure, et enfin entre la partie antérieure et la partie postérieure de l'individu. Lorsque la symétrie est parfaite, l'être vivant a la forme globuleuse » (Meckel).

Les organismes les plus inférieurs sont symétriques. « L'absolue symétrie des molécules des corps non organisés dans leur distribution par rapport à l'axe de chacun des cristaux qu'elles forment, ne se retrouve que dans un petit nombre d'ovules végétaux et animaux, quant à la distribution des particules de substance organisée qui les constituent. » (Ch. Robin).

Bien que les animaux inférieurs soient impairs, ils sont symétriques autour d'un point ou d'un axe, quelque forme qu'ils affectent (sphériques ou ellipsoïdes, ovoïdes, lenticulaires, ovoïdo-coniques, cylindro-coniques, etc.

Cependant certains animaux impairs offrent déjà des traces d'asymétrie. « Il est impossible d'admettre que les zoophytes présentent d'une façon absolue la symétrie radiaire qu'on leur a prêtée si longtemps» (Giard). « Les septa du polypier se divisent en deux groupes de taille différente. » (Lacaze Duthiers).

Beaucoup d'animaux considérés comme impairs comme les coralliaires par exemple sont formés de deux côtés. Les travaux de Schneider, Rotteken et Semper Dana, Kolliker ont établi la symétrie bilatérale des coralliaires. En évoluant, ces animaux deviennent insymétriques. C'est pourquoi la structure bilatérale se rencontre surtout chez les *tetracorallia* qui représentent les coralliaires les plus anciens, la forme originelle du groupe.

J'ai vu chez un papillon de nuit que l'aile droite était plus développée que la gauche.

On remarque une disymétrie évolutive chez les mollusques gastéropodes et les céphalopodes testacés. « Cette disymétrie évolutive est très-prononcée chez les spongiaires et se montre aussi, quoiqu'à un moindre degré sur divers actinozaires (oursins, etc.), chez beaucoup de mollusques lamellibranches (huîtres, anomies, etc.), et de molluscoïdes. Elle se montre aussi sur les membres et autres appendices de divers arachnides, crustacés et insectes, sur l'abdomen entier d'un grand nombre de crustacés, surtout parmi ceux qui sont parasites » (Ch. Robin).

« La patte antérieure droite du homard est plus massive que la gauche. Cette dissemblance entre les deux pinces se reproduit chez un grand nombre de crustacés décapodes » (Van Beneden). La partie droite de la queue bifide d'une langouste est plus développée que la gauche.

Vertébrés. — Les grenouilles sont très-droitières. Chez elles, le côté droit est plus lourd que le gauche. Quand on empoisonne une grenouille par la strychnine et qu'on place son cadavre raidi horizontalement à la surface de l'eau, on voit le côté droit s'enfoncer plus vite que le gauche, si bien que l'animal tombe au fond sur ce côté. Le membre postérieur droit est plus long et plus pesant que le gauche. Ayant pesé comparativement les jambes de plusieurs grenouilles, j'ai trouvé constamment une différence de poids en faveur de la jambe droite. Dans un cas, cette différence allait jusqu'à 17 centigrammes. Ayant amputé les deux membres postérieurs d'une grenouille à la même hauteur, j'ai recueilli dans des plateaux de balance le sang provenant de chacun des moignons et j'ai constaté que la cuisse droite avait rendu 41 centigrammes de sang, alors que la gauche n'en avait rendu que 6. Enfin, j'ai remarqué que, dans la natation, la patte droite de la grenouille se mouvait avant la gauche.

J'ai observé que, chez les limandes, le côté droit

était beaucoup plus développé que le gauche.
D'ailleurs, on sait que les poissons appartenant à
la famille des pleuronectes vivent sur le côté droit.
Il en est de même de certains mollusques comme
l'anomie.

En général les oiseaux juchent sur la patte droite :
(grue, cigogne, ibis, poule, canard, etc.) Cependant,
d'après M. Broca, certains palmipèdes jucheraient
sur la patte gauche. Les perroquets s'endorment
la tête sous leur aile droite.

Les mammifères sont droitiers (lion, tigre, léo-
pard, chien, chat, singe, homme). Le bœuf et le
cheval partent du pied droit. (Broca).

Le chien et le lapin ont la carotide gauche plus
volumineuse que la droite. J'ai vu des lapins et des
chiens lever plus souvent l'oreille droite que la
gauche. J'ai une chienne qui dresse souvent l'oreille
droite toute seule. Quand on lui offre du sucre par
exemple, il n'y a pas de raison pour qu'elle dresse
une oreille plutôt que l'autre, eh bien, dans ce cas,
c'est l'oreille droite seule qui se lève. La même
chienne a la partie droite de la face plus développée
que la gauche et se couche habituellement sur le
côté droit.

L'asymétrie se prononce de plus en plus à mesure
qu'on se rapproche de l'homme.

« Chez les pithéciens dont les circonvolutions sont
simples, les deux hémisphères sont toujours très-
semblables l'un à l'autre, tandis que, chez l'homme,
les plis secondaires très-variables d'un côté à
l'autre rendent l'organe toujours plus ou moins
asymétrique : Les cerveaux d'orangs et de chim-
panzés, tous ceux du moins dont j'ai pu voir les
dessins ou les moules, présentent dans leurs plis
secondaires une asymétrie qui le cède à peine à
celle des cerveaux humains. Les circonvolutions
cérébrales deviennent de moins en moins symétriques à mesure que l'on s'élève dans la série des
primates et, sous ce rapport, les anthropoïdes res-

semblent beaucoup plus à l'homme qu'aux pithéciens. » (Broca).

Enfin, nous arrivons à l'homme qui est certainement le plus droitier de tous les animaux.
« L'homme est le plus insymétrique des animaux,
comme il en est le plus parfait. » (Tony Moilin).

Ainsi les espèces inférieures sont ambidextres.
La droiterie apparaît à un certain degré de l'évolution et s'accroît en raison même de l'évolution.
« L'organisme est d'autant plus symétrique qu'il
occupe un rang plus inférieur dans l'échelle dés
êtres » (Meckel). D'un autre côté, en paléontologie,
la marche de l'évolution a été du symétrique à
l'asymétrique et du régulier à l'irrégulier. « L'our-
sin régulier a précédé l'irrégulier » (D'Archiac). Les
coralliaires symétriques sont apparus avant les
insymétriques. Les poissons homocerques pourvus
d'une caudale symétrique sont apparus avant les
hétérocerques.

La droiterie, considérée chez les espèces, est
donc un produit de l'évolution. Si la grenouille paraît plus droitière que des espèces placées au-
dessus d'elle, c'est qu'elle est le produit d'une série
de transformations. Le têtard symétrique donne
naissance, en se transformant, à la grenouille asymétrique. Les espèces symétriques, en évoluant, deviennent asymétriques ou plutôt droitières, de telle
sorte que la droiterie d'une espèce donne, en quelque
sorte, la mesure de ses transformations passées.

Tout ce que j'ai dit de la droiterie s'applique à
la gaucherie. Y a-t-il des espèces ou des races
gauchères? Livingstone dit dans son dernier jour-
nal : « Tous les perroquets saisissent leur nourriture
et la tiennent de la main gauche ; le lion frappe
du bras gauche; tous les animaux sont gauchers,
excepté l'homme. »

Mes recherches prouvent la fausseté de cette
dernière assertion du grand voyageur. Peut-être
a-t-il observé des espèces gauchères ?

RACES. — Les races inférieures sont moins asymétriques que les supérieures. En 1872, M. Roberts a présenté à l'Institut anthropologique de Londres trois crânes australiens offrant une symétrie bilatérale. Les crânes des races inférieures sont donc symétriques. Au contraire, M. Bradley a signalé à la société philosophique de Manchester l'existence d'un défaut de symétrie plus ou moins prononcé dans les crânes appartenant aux peuples civilisés chez lesquels, suivant lui, cette asymétrie peut être considérée comme l'indice d'un certain développement intellectuel.

Chez un nègre observé par M. Harting, les extrémités étaient de force et de poids équivalents. « La symétrie des plis ou circonvolutions secondaires du cerveau constitue, à mes yeux, un caractère de supériorité. J'ai pu m'assurer qu'elle est plus grande dans les cerveaux des blancs que dans ceux des nègres. » (Broca.)

SEXE. — En général l'asymétrie est moins prononcée chez le sexe féminin que chez le masculin. La prééminence des membres droits sur les gauches se rencontre moins fréquemment chez la femelle que chez le mâle. C'est du moins ce que William Ogle a constaté chez l'homme, le singe et le perroquet.

La femme ayant moins évolué que l'homme présente une symétrie plus grande que lui. Chez l'homme blanc, les membres droits sont plus forts et plus lourds que les gauches, tandis que chez la femme les extrémités sont de force et de poids équivalents (Harting). Les analyses de M. A. Milne Edwards démontrent, ainsi que je l'ai dit précédemment, que la proportion des matières minérales et spécialement du carbonate de chaux est plus grande dans les os du côté droit chez l'homme que chez la femme et chez le chat que chez la chatte, ce qui prouve que le mâle est plus droitier que la femelle.

G. DELAUNAY.   5

Si l'on considère les poumons, on voit que de 65 à 85 ans, d'après Geist. le poumon droit de l'homme pèse 13.10 % de plus que le gauche, tandis que le poumon droit de la femme ne pèse que 3.68 % de plus que le gauche.

Je tiens de coiffeurs de dames que les femmes ont plus de cheveux d'un côté que de l'autre, tantôt à droite, tantôt à gauche. J'ai rencontré plus souvent chez les femmes que chez les hommes les épaules situées sur la même ligne horizontale.

Physiologiquement la droiterie existe à un moindre degré chez la femme que chez l'homme et les femmes savent mieux se servir de leur main gauche que nous.

Au point de vue du système nerveux, d'après M. Broca, il y a plus de différence entre les lobes frontaux droit et gauche chez l'homme que chez la femme.

AGE. — « L'organisme est d'autant plus symétrique qu'il est plus jeune » (Meckel). Les organes qui concourent à former les appareils de la vie animale et de la reproduction sont groupés symétriquement chez les mollusques, etc., durant la vie embryonnaire. « La torsion des pleuronectes, cause de disymétrie dans tous les organes premiers des divers systèmes ne commence qu'après l'éclosion. » (Ch. Robin). D'après le même auteur, les plagiostomes ont la corde dorsale symétrique à l'état embryonnaire seulement.

Chez le fœtus, les deux côtés sont symétriques, les différents organes symétriques dès leur apparition deviennent asymétriques en se développant ; « il y a symétrie à l'intérieur comme à l'extérieur. » (Peghou).

Chez le nouveau-né, les deux côtés sont à peu près symétriques et l'enfant d'un an se sert aussi bien d'une main que de l'autre. A deux ans, l'enfant devient droitier ou gaucher et cette prééminence d'un côté s'accroît en raison du développement de l'organisme. D'après M. Poncet de Lyon, « à la naissance et pendant un temps non encore déterminé le poids du squelette des deux membres est sensiblement égal. » Chez l'enfant à terme, d'après M. Hamy, la troisième circonvolution frontale gauche manque ou est à peine développée.

La droiterie se développe dans l'enfance. A l'hôpital des enfants, les petits malades se couchent sur le côté droit (Billard). Chez les enfants la longueur du squelette est la même dès deux côtés.

La droiterie est à son maximum chez les adultes « chez beaucoup de mollusques, la parité de situation des organes homologues de chaque côté d'un plan est plus ou moins dissimulée, au moins chez l'adulte » (Robin).

D'après M. Poncet qui a pesé comparativement les squelettes droit et gauche à divers âges, c'est vers le milieu de la vie que la différence en faveur du côté droit est le plus marquée. Ainsi l'organisme perd sa symétrie à mesure qu'il évolue et la recouvre dès qu'il subit une métamorphose rétrograde.

« A un âge avancé, dit M. Poncet, d'après mes pesées, la différence diminue et le poids de chaque côté tend à devenir égal. » M. Broca a trouvé chez les vieillards de Bicêtre très-peu de différence entre les hémisphères droit et gauche du cerveau.

Considérons un organe comme le poumon : la différence de poids en faveur du poumon droit s'élève en moyenne pour le fœtus à terme à 3 ou 4 grammes et pour l'adulte à 60 ou 70 grammes. Cette différence diminue plus tard chez le vieillard. D'après les chiffres de Geist, l'excédant de poids du poumon droit sur le gauche est de 13.10 % chez l'homme de 65 à 85 ans et de 11.20 % chez l'homme de 85 à 90 ans.

CONSTITUTION. — Chez les faibles, l'asymétrie est

moins prononcée que chez les forts. Le côté droit
du corps et l'hémisphère gauche du cerveau sont
moins prééminents.

Chez Bichat qui était très-intelligent et très-
avancé en évolution, l'hémisphère gauche du cerveau était beaucoup plus développé que le droit.
Au contraire, d'après M. Broca, chez les idiots
microcéphales, le cerveau se simplifiant retourne
à la symétrie. On sait que les épileptiques sont en
général peu avancés en évolution. M. Delasiauve a
constaté l'égalité des hémisphères cérébraux chez
les épileptiques.

Trains. — Le train antérieur ou supérieur est
plus avancé en évolution que le train postérieur
ou inférieur. A mesure qu'on s'élève dans la série
animale, on voit que le train antérieur qui est
d'abord comme l'autre train un appareil de sus-
tentation tend à se détacher du sol et à devenir un
appareil de préhension.

L'asymétrie est plus grande dans le train antérieur
ou supérieur que dans le train postérieur ou inférieur. Les homards ont toujours les deux pattes antérieures dissemblables (Van Beneden). Chez les
squelettes trouvés par M. le docteur Allaire dans
une sépulture de la Champagne, la différence de
longueur des membres était plus grande aux
membres supérieurs qu'aux inférieurs. Anatomi-
quement il est facile de reconnaître qu'il y a moins
de différence entre les deux cuisses, les deux
jambes et les deux pieds qu'entre les deux bras, les
deux avant-bras et les deux mains. Physiologiquement nous sommes plus droitiers des membres supérieurs que des inférieurs.

Organes. — Si l'on considère non plus l'organisme, mais les organes dont il se compose et cela,
non seulement dans l'individu envisagé aux diverses phases de son développement, mais encore

dans la série des espèces, on voit qu'ici encore l'asymétrie est en raison de l'évolution, c'est-à-dire que les organes d'abord symétriques deviennent de plus en plus asymétriques à mesure qu'ils évoluent.

Appareils de la vie végétative. « Il est certain que le tube digestif commence sous forme d'une gouttière impaire et symétrique pour arriver à l'état de tube également impair et symétrique placé sur la ligne médiane... Sur beaucoup d'articulés du reste le tube digestif reste rectiligne suivant le plan médian antéro-postérieur impair et symétrique » (Ch. Robin). L'estomac est d'abord médian et symétrique. Le foie, chez l'embryon, est médian et formé de deux lobes égaux dont le droit se développe plus tard.

Le cœur est d'abord médian et symétrique (Schenk, Robin). Les poumons et les bronches sont d'abord symétriques.

Certains organes comme le pancréas, la rate sont asymétriques dès leur apparition ; mais « cette asymétrie augmente pendant toute la durée du développement » (Ch. Robin).

Appareils de la vie animale. Nous avons vu, en étudiant la symétrie dans les membres et dans les trains supérieurs et inférieurs, que la droiterie considérée dans le système musculaire était en raison de l'évolution.

Nous avons constaté pareillement l'asymétrie du système nerveux. Si l'on considère l'axe cérébrospinal, on voit que l'asymétrie augmente de bas en haut et d'arrière en avant, suivant le sens de l'évolution. L'encéphale est plus asymétrique que la moelle. Gratiolet a prouvé que l'hémisphère gauche du cerveau, pendant l'état embryonnaire, était en avance sur le droit. Les lobes frontaux sont plus asymétriques que les autres lobes du cerveau. Le plissement de la surface cérébrale marque l'augmentation de volume du cerveau. D'un autre côté, les plis secondaires apparaissent après les plis fondamentaux et correspondent à un degré plus avancé d'évolution. Eh bien, d'après M. Broca, « le défaut de symétrie ne concerne que les plis secondaires et non les plis fondamentaux... l'asymétrie des plis secondaires est un caractère de supériorité. » Les facultés les plus récemment acquises ne siégent que d'un côté, exemple la faculté du langage articulé.

Enfin la substance grise qui est apparue après la blanche est plus asymétrique qu'elle. Flechsig a observé que le développement de la substance blanche, était symétrique et nous avons vu qu'il n'en était pas de même de la substance grise.

En résumé, l'asymétrie suit la même marche que l'évolution et s'accroît du centre à la périphérie, de bas en haut et d'arrière en avant.

CIRCONSTANCES PHYSIOLOGIQUES. — *Fonctionnement.* — Physiologiquement, le fonctionnement des organes accroît leur nutrition et favorise leur évolution.

On serait tenté d'expliquer la droiterie par l'exercice exclusif des membres droits, mais on n'exerce pas plus le membre inférieur droit que le gauche et cependant on est droitier des membres inférieurs. D'un autre côté, la prééminence du membre supérieur droit qu'on pourrait attribuer au travail manuel existe aussi chez les hommes de cabinet et chez les femmes qui, pour cette raison, mettent toujours plus facilement leurs gants à gauche qu'à droite.

Au point de vue qui nous occupe, l'exercice des membres accroît leur droiterie. On pourrait croire que la gymnastique, en exerçant également les deux cotés du corps, rétablit entre eux l'équilibre statique et dynamique ; il n'en est rien. Il est démontré, au contraire, que la prééminence du côté droit est accrue par les exercices symétriques de la gymnastique. Mon collègue et ami, le docteur Pierre Boyer, a constaté que la pratique de la gymnastique maintenait la supériorité du développement musculaire à droite. M. Burcq ayant mesuré comparativement au dynamomètre la force des deux côtés chez les élèves de l'école de gymnastique de la Faisanderie à Joinville-le-Pont, a trouvé les différences suivantes : au milieu du cours 55 kil. pour la main droite, 51 pour la gauche, à la fin du cours 57 kil. pour la droite et 51.6 pour la gauche.

De même, l'éducation a pour effet d'accroitre la prééminence du lobe antérieur gauche sur le droit.

Toutes les circonstances physiologiques et mésologiques qui augmentent la nutrition favorisent l'évolution et accroissent la droiterie.

CONCLUSION.— En résumé l'asymétrie étant plus prononcée chez les organismes et les organes formés que chez les organismes et les organes en voie de formation, est *en raison directe de l'évolution.* « L'asymétrie est un caractère de supériorité » (Broca).

La droiterie qui n'est que l'asymétrie des côtés étant plus grande chez les espèces et les races supérieures que chez les inférieures, chez le sexe masculin que chez le féminin, chez l'adulte que chez l'enfant et le vieillard, chez les forts que chez les faibles, est *en raison de l'évolution.* De plus, étant accrue par les circonstances qui augmentent la nutrition comme le fonctionnement, par exemple, elle est *en raison de la nutrition.* En somme, on peut donc dire de chaque espèce comme de l'ensemble des espèces que la droiterie est en raison directe de la nutrition et de l'évolution.

Ce que j'ai dit de la droiterie permet de résoudre diverses questions comme celle de la suppléance par exemple. On comprend que la suppléance fonctionnelle, qu'il s'agisse du fonctionnement des membres ou de l'usage de la parole, doit être d'autant plus facile que la prééminence du côté droit ou du cerveau gauche est moindre. Ceci nous explique pourquoi cette suppléance est plus facile chez les espèces inférieures que chez les supérieures et chez l'enfant que chez l'adulte. Les expérimentateurs auraient tort de conclure dans ce cas de l'animal à l'homme, attendu que la division du travail et la localisation des fonctions sont plus grandes chez celui-ci que chez celui-là. Bien plus, dans un organe comme le cerveau, il peut se faire que la suppléance soit facile dans la partie postérieure où les deux côtés sont égaux et difficiles dans la partie antérieure où le lobe gauche l'emporte sur le droit.

On ne connaît pas encore la cause première de la droiterie. « D'où vient cette préférence accordée à la main droite, dit M. Broca ? Nos devanciers ont dû être dirigés dans leur choix par des causes liées à l'organisation elle-même ». M. Paul Bert a observé qu'un embryon de saumon résultait de la fusion de deux individus. Cela ne nous explique pas pourquoi celui de droite l'emporte toujours sur celui de gauche. Peut-être le premier représente-t-il l'élément mâle par rapport au second qui serait l'élément femelle. En embryogénie, Van Beneden professe que chaque vertébré possède les éléments du sexe mâle et du sexe femelle dans les deux feuillets primitifs de son blastoderme. A l'appui de cette hypothèse, on peut encore citer les faits suivants : le docteur Sibley a vu une jeune fille ayant les cheveux noirs à droite comme son père, et roux à gauche comme sa mère. Il a vu aussi un enfant qui, né d'une négresse et d'un blanc, avait le corps droit blanc et le corps gauche noir ; de plus ses cheveux étaient lisses à droite et laineux à gauche.

Volume. — Le volume du corps étant plus considérable chez le mâle que chez la femelle, chez l'adulte que chez l'enfant, chez le fort que chez le faible, à droite qu'à gauche, ou à gauche qu'à droite, s'il s'agit du cerveau, est *en raison directe de l'évolution*. Cependant la masse cubique peut être accrue par suite du développement excessif du système adipeux qui est, comme nous l'avons vu, en raison inverse de l'évolution. C'est ce qu'on observe chez certaines femmes qui sont renommées pour leur grosseur, de même que certains hommes sont renommés pour leur grandeur.

Densité. — La densité étant plus grande chez l'homme (1,011) que chez la femme (1,009), chez l'adulte que chez l'enfant, etc., est *en raison directe de l'évolution*.

Poids. — *Espèces et races*. — En général, les espèces et les races supérieures pèsent plus que les inférieures.

Sexe. — En France, le poids moyen d'un nouveauné à terme est de 3,250 grammes pour les garçons et de 2,900 grammes pour les filles. A Copenhague, ce poids, d'après le Dr Ingerslev, est de 3,380 pour les garçons et de 3,279 pour les filles.

Pendant les douze premières années, le poids des deux sexes est presque égal, mais, après cet âge, l'homme acquiert une prépondérance marquée. D'après Beaunis, cette prépondérance serait en moyenne de 8 kilogrammes. D'après Quételet, le poids moyen de l'homme est de 47 kilogrammes, et celui de la femme de 42 kil. 5.

Age. — En France, le poids moyen d'un enfant à terme est de 3,075 grammes. Mais ce poids varie avec l'âge et le poids de la mère elle-même. Les mères âgées de moins de 19 ans ont des enfants plus faibles que les autres. Le poids du fœtus augmente avec l'âge de la mère, jusqu'à ce que celle-ci ait atteint 33 ans (Wernich). M. Foissy est arrivé aux mêmes conclusions. D'après Ingerslev, « le poids du nouveau-né augmente avec celui de la mère jusqu'à 40 ans ; de 40 à 45 ans le poids des enfants diminue. Les enfants de primipares pèsent en moyenne 3,254 grammes, et ceux de multipares 3,412 grammes. »

Le poids augmente d'année en année, et atteint son maximum à 40 ans chez les hommes et à 50 chez les femmes. Chez les vieillards, le poids est donc moins élevé que chez les adultes. Le squelette d'un vieillard pèse moins que celui d'un adulte.

Constitution. — Les forts pèsent plus que les faibles.

Côtés. — Nous avons vu que le côté droit pesait plus que le côté gauche et que le cerveau gauche pesait plus que le droit.

Appareils et organes. — Les appareils de la vie animale pèsent plus que ceux de la vie végétative. Le crâne, la colonne vertébrale et les membres pèsent incomparablement plus que les os du thorax et du bassin. Chez un homme du poids de 70 kilog., les muscles et leurs accessoires qui appartiennent surtout à la vie animale pèsent à eux seuls 31 kilog. On sait que la tête est chez l'homme la partie proportionnellement la plus pesante du corps. L'ensemble des circonvolutions forme les deux tiers du poids total de l'encéphale. Au contraire, les viscères du thorax et de l'abdomen qui sont les organes de la vie végétative, ne pèsent en tout que 5,200 grammes.

Circonstances physiologiques. Alimentation. — L'alimentation est la principale cause d'augmentation du poids. Les grands mangeurs pèsent plus que les individus qui se nourrissent mal. D'après Meyer, de Munich, qui a étudié le poids suivant les professions, les hommes les plus lourds appartiennent aux professions dans lesquelles on mange le plus : brasseurs, tonneliers, bouchers, étudiants, etc.

Au contraire, la diète et l'inanition font baisser le poids. On connaît les beaux travaux de Chossat sur ce sujet. Un dindon de 7 kilog. qui reste 21 jours sans manger, a perdu au bout de ce temps 5 livres et demie de son poids.

Dans la pratique absurde de l'entraînement, nos voisins d'Outre-Manche diminuent le poids des jockeys en rationnant leur dose alimentaire.

Dans l'Aveyron, d'après M. Durand de Gros, le squelette est plus lourd chez les hommes du pays de Causse (pays de blé) que chez ceux du pays de Ségala (seigle).

Respiration. — Les ouvriers d'un atelier ventilé mangent plus et pèsent davantage que les ouvriers d'un atelier non ventilé. Les charpentiers qui travaillent au grand air, pèsent plus que les menuisiers qui travaillent dans un atelier.

Locomotion. — Les exercices physiques accroissent le poids de ceux qui s'y livrent. Les individus les plus légers sont ceux qui exercent des professions sédentaires : tisserands, cordonniers, tailleurs. (Meyer.)

Circonstances mésologiques. — *Bord de la mer.* — Le séjour au bord de la mer augmente la nutrition. C'est ce qui nous explique pourquoi, en Bretagne, les habitants du littoral pèsent plus que ceux de l'intérieur des terres.

Pays froids. — Les hommes du nord sont plus nourris et pèsent plus que ceux du midi. Le poids moyen d'un enfant à terme qui est de 3,075 gr. en France, est de 3,333 gr. à Copenhague. (Ingerslev.)

Hiver. — Le poids augmente l'hiver et diminue l'été. En automne, j'ai fait gagner à des individus atteints de maladies chroniques (phthisie, anémie) jusqu'à 2 kilog. par semaine. Au mois de juillet, j'ai toutes les peines du monde à empêcher mes phthisiques de perdre du poids.

Circonstances pathologiques. — En général, les maladies en diminuant la nutrition font baisser le poids. Mais les plus grandes pertes de poids s'observent dans les maladies qui sont accrues par toutes les circonstances qui diminuent la nutrition (maladies en raison inverse de la nutrition : anémie, phthisie, etc.). Au contraire, la perte de poids est moindre dans les maladies qui sont accrues par les circonstances qui diminuent la nutrition (maladies en raison directe de la nutrition : empoisonnements, phlegmasies, etc.).

Conclusion. — En résumé, le poids étant plus élevé chez les espèces et les races supérieures que chez les inférieures, chez l'homme que chez la femme, chez l'adulte que chez l'enfant et le vieillard, chez le fort que chez le faible, du côté droit que du gauche, chez les appareils de la vie animale que chez ceux de la vie végétative, est *en raison directe de l'évolution.*

En outre, le poids étant augmenté par toutes les circonstances qui augmentent la nutrition (alimentation, respiration, locomotion, séjour au bord de la mer, pays froids, hiver) et diminué par toutes les circonstances qui diminuent la nutrition (défaut d'aliments, défaut d'oxygène, défaut d'exercice, pays chauds, été, maladies) est *en raison directe de la nutrition.*

DES PARTIES DU CORPS

TÊTE.

On peut considérer le volume et la forme de la tête. Le volume étant en rapport avec le développement de l'intelligence est intéressant à étudier. Pour se rendre compte du volume de la tête, il suffit de prendre sa circonférence horizontale à l'aide du conformateur des chapeliers. Le contenant permet quelquefois d'apprécier le contenu ; la capacité des chapeaux renseigne sur la grosseur de la tête.

Je vais transcrire ici les résultats d'une enquête que j'ai faite auprès des fabricants et marchands de chapeaux et qui me permet de traiter scientifiquement la question du volume de la tête. Il est bien entendu que les cas pathologiques tels que l'hydrocéphalie, etc., sont hors de cause.

VOLUME. — *Espéces.* — Il est évident que les espèces supérieures ont la tête plus grosse que les inférieures et que l'homme est l'animal dont la tête est la plus volumineuse proportionnellement à la masse du corps.

Races. — Les races supérieures ont la tête plus volumineuse que les inférieures. Les néo-Calédoniens, les Nègres, les Peaux-Rouges, les Cochinchinois, les Chinois, les Japonais, les Turcs, etc., ont la tête peu développée.

Chez les races européennnes, la tête a grossi de siècle en siècle depuis le moyen âge.

En France les Savoyards et les Bretons ont la tête plus petite que les Francs-Comtois et les Bourguignons.

Familles. — Il est démontré que certaines familles évoluent comme les individus, c'est-à-dire qu'elles ont une période de croissance pendant laquelle elles se développent, une période d'état pendant laquelle elles restent stationnaires et une période de décroissance qui amène leur extinction. Dans les familles en voie de croissance, la tête grossit de génération en génération. Les bourgeois qui ont fait la Révolution de 89 avaient la tête plus grosse que leurs pères. Au contraire, dans les familles en voie d'extinction, la tête diminue de père en fils. Les fils de famille issus de nos classes dirigeantes actuelles (petits crevés, gommeux, poisseux) ont la tête si petite qu'ils sont obligés de se faire faire des chapeaux sur commande, les chapeaux tout faits étant trop grands pour eux. Chez certaines familles nouvellement sorties du peuple, la tête s'accroît de génération en génération. Les chapeaux à larges bords (bolivars) que portaient les républicains de 1830 et 1848 avaient une très-grande *entrée*. L'anthropologie, en étudiant le volume des têtes dans les diverses classes de la société et aux diverses phases de l'évolution sociale, est donc en mesure d'expliquer les révolutions qui font passer le pouvoir des vieilles classes dirigeantes aux nouvelles couches sociales.

Sexe. — Les femmes ont, en général, la tête moins grosse que les hommes et cela à tous les âges de la vie. D'après Lihazic, qui a mesuré la tête chez les deux sexes depuis la naissance jusqu'à 15 ans, les garçons ont toujours un centimètre de tour de tête de plus que les filles.

A 24 heures, la dimension de la tête est de 35 cent. chez le sexe masculin et de 34 chez le sexe féminin.

A 15 ans, elle est de 54 chez les jeunes gens et de 53 chez les jeunes filles.

Age. — Evidemment l'adulte a la tête plus grosse que l'enfant ; mais il importe de savoir jusqu'à quel âge la tête se développe.

Chez les races inférieures, chez les nègres par exemple, elle cesse de grossir à 20 ans. Chez les femmes, elle ne se développe que jusqu'à 25 et 30 ans. Chez les hommes bien conformés, elle augmente de volume jusqu'à 45 ans ; en général, elle grossit pendant plus longtemps chez les gens intelligents, les citadins, les grands, les forts, que chez les idiots, les paysans, les petits, les faibles, etc.

En général, les hommes de 30 à 40 ans ont la tête plus grosse que ceux de 20 à 30 ans. Il n'en est pas de même chez les ecclésiastiques dont la tête cesse de s'accroître à partir de 25 ans. C'est ainsi que les curés, les évêques, les archevêques, etc. n'ont pas la tête plus grosse que les élèves des grands séminaires.

Constitution. — Après ce que nous venons de dire sur l'âge auquel cesse le développement de la tête, on comprendra que les têtes les plus grosses doivent appartenir à ceux chez qui la tête se développe pendant le plus longtemps. Les chapeliers qui ont dans leur clientèle des citadins et des paysans, savent que ceux-ci ont la tête plus petite que ceux-là. En général, les forts et les grands ont la tête plus grosse que les faibles et les petits. Les chapeliers que j'ai consultés m'ont affirmé que les blonds avaient la tête moins développée que les bruns, ce qui s'accorde d'ailleurs avec ce fait que ces derniers sont, ainsi que nous l'avons vu, plus avancés en évolution que les premiers.

Les gens intelligents ont la tête incomparablement plus grosse que les idiots. Les microcéphales qui sont tous idiots doivent leur nom à la petitesse de leur tête. Cuvier, Lord Byron, Napoléon Ier avaient la tête très-grosse. Napoléon III avait une tête moyenne. Son fils a une tête de petit crevé. Bismarck et de Moltke ont la tête beaucoup plus grosse que l'empereur Guillaume.

Professions. — En général, les têtes les plus grosses appartiennent aux individus qui se livrent à des travaux intellectuels. Mais il importe de distinguer entre ces travaux. C'est ainsi que les membres de l'Académie des sciences ont la tête plus grosse que leurs collègues des autres sections de l'Institut.

D'après mes recherches, les polytechniciens ont la tête plus grosse que les saint-cyriens. De même les élèves de l'Ecole normale ont la tête incomparablement plus développée que les élèves de Saint-Sulpice. En effet les premiers ont pour *entrée* (c'est le mot technique) 5 points et demi, 6 et 6 1/2 représentant 58, 59 et 60 centimètres de tour de tête, tandis que les seconds ont 4, 4 1/2, 5 et 5 1/2 ou de 55 à 58 centimètres de tour de tête. Les normaliens ont donc en moyenne 2 centimètres et demi de plus de tour de tête que les sulpiciens.

Mais il y a plus, l'entrée des chapeaux à haute forme fabriqués à Paris est de 4 points 1/2 (56 cent.) à 5 1/2 (58 cent.) soit en moyenne 5 points (57 cent.) Cette moyenne est supérieure d'un 1/4 de point à la moyenne de Saint-Sulpice (4 points 3/4), ce qui prouve que les sulpiciens ont la tête plus petite non-seulement que les normaliens, mais encore que tout le monde en général.

D'ailleurs, cette petitesse de la tête est générale parmi les religieux puisque les chapeliers du quartier Saint-Sulpice et du faubourg Saint-Germain m'ont assuré qu'ils ne coiffaient que des têtes « fines ».

Si l'on considère le volume de la tête dans les diverses professions, on voit que les gens qui exercent des professions libérales ont la tête plus grosse que ceux qui exercent des professions manuelles. Tous les chapeliers savent qu'en général les plus petites têtes appartiennent aux manœuvres et aux ouvriers : bouchers, maçons, etc. Les maçons ont la tête si peu développée qu'on dit en parlant d'un individu à petite tête : « il a une tête de maçon ». Dans les quartiers ouvriers, les chapeliers ne coiffent que de petites têtes. Dans le quartier Mouffetard, par exemple, les coiffures que les chapeliers ont en magasin ont 2 points 1/2 (52 cent.) et 3 points (53 cent.) Un ouvrier qui a une grosse tête ne trouve pas dans ce quartier de chapeau à sa tête et est obligé de s'en commander un. Les casquettes de 35 sous qui sont destinées aux ouvriers ont en général l'entrée plus petite que les casquettes de 5 fr. destinées aux bureaucrates, aux négociants, etc.

Dans le quartier Saint-Sulpice les têtes sont très petites comme nous l'avons vu. Dans le faubourg Montmartre l'entrée des chapeaux est de 4 points 1/2 (56 cent.) à 5 1/2 (58 cent.), ce qui prouve que les têtes sont plus grosses dans ce quartier que dans les quartiers ouvriers et dans le noble faubourg. Le quartier où sont les plus grosses têtes est le quartier des écoles. En effet, les coiffures qu'on trouve chez les chapeliers de ce quartier ont en moyenne de 5 points 1/2 (58 cent.) à 6 1/2 (60 cent.)

Côtés. — Les deux côtés de la tête sont symétriques chez les races inférieures et chez les nouveaunés. Au contraire, chez les races supérieures et les adultes, on observe un défaut de symétrie qui est, ainsi que nous l'avons vu, en raison directe de l'évolution. Chez les gens instruits, le côté gauche de la tête est plus développé que le droit.

Circonstances physiologiques. — *Innervation.* — La tête se développe par l'exercice des facultés intellectuelles. « Chez les paysans qui viennent habiter la ville, la tête grossit. » (Durand de Gros). Les officiers ont la tête plus grosse que les soldats. D'après des recherches faites par M. Broca, à l'hôpital de Bicêtre, les internes en médecine ont la tête plus volumineuse que les infirmiers. M. Lacassagne, professeur agrégé au Val-de-Grâce, ayant mesuré, à l'aide d'un conformateur, les têtes de 200 docteurs en médecine, élèves du Val-de-Grâce et de 200 soldats, a trouvé que ces derniers avaient la tête plus petite que les premiers.

Circonstances mésologiques. — Climats chauds. — Les hommes du midi ont la tête moins grosse que les hommes du Nord (Rochet).

Altitude. — Les montagnards ont en général la la tête plus petite que les habitants des plaines appartenant à la même race.

Conclusion. — Le volume de la tête étant plus grand chez les espèces et les races supérieures que chez les inférieures, chez l'homme que chez la femme, chez l'adulte que chez l'enfant, chez le fort, le grand, le brun, l'habitant des villes, l'individu intelligent, etc., que chez le faible, le petit, le blond, le paysan, l'idiot, etc., est *en raison directe de l'évolution.*

De plus, ce volume étant accru par les circonstances qui augmentent la nutrition (instruction, travaux intellectuels, climats froids, habitant des plaines), et diminué par les circonstances qui diminuent la nutrition (défaut d'instruction, climats chauds, altitude) est *en raison directe de la nutrition.*

A ceux qui penseraient que cette étude du volume de la tête faite d'après la capacité des chapeaux n'est pas sérieuse, je répondrai que les conclusions auxquelles je suis arrivé seront vérifiées par l'étude de la capacité du crâne et du poids du cerveau qui sont, comme le volume de la tête, en raison directe de la nutrition et de l'évolution.

CRANE.

Considérons la capacité du crâne.

CAPACITÉ. — *Espèces.* — Les espèces supérieures ont le crâne plus volumineux que les espèces inférieures. L'homme, sous le rapport de la capacité crânienne, comme sous les autres rapports, est le premier des animaux.

Races. — Les races humaines fossiles avaient le crâne très-petit. Chez la race de Canstadt, la plus ancienne de l'Europe occidentale, suivant M. Broca, la capacité crânienne est très-petite et paraît inférieure même à celle des Hottentots et des Australiens.

D'après les recherches de M. Broca, la capacité crânienne s'accroît de siècle en siècle dans une race en voie d'évolution. Les crânes recueillis au cimetière des Innocents, ouvert sous Philippe-Auguste (XIIIe siècle), avaient en moyenne 1409 c. c., tandis que les crânes recueillis au cimetière de l'Ouest, au commencement du XIXe siècle, avaient 1461 c. c., soit 52 c. c. de plus que les premiers. La capacité crânienne des Parisiens, depuis 600 ans, s'est donc accrue de 6 c. c. 6 par siècle. Cette augmentation de capacité du crâne a été sans doute le résultat des progrès intellectuels qui se sont accomplis avant et après la Renaissance.

Parmi les races actuelles, les supérieures ont une capacité crânienne plus grande que les inférieures. « Le crâne est plus volumineux dans les races caucasiques que dans les races inférieures. » (Broca.) Le crâne cube 1347 c. c. chez l'Australien, 1371,42 chez le nègre d'Afrique, 1500 et plus chez l'Européen. « Il y a, sous le rapport de la capacité crânienne, des différences de 130, 150 centimètres cubes et au delà entre les races supérieures et les races inférieures. » (Broca.)

La capacité moyenne du crâne est de 1474 c. c. chez les races anglo-américaines, de 1534 chez les races germaniques, de 1572 chez les Anglais.

Disons encore au sujet de la race que, d'après M. Broca, la capacité crânienne s'accroît à mesure qu'on se rapproche des types les plus purs. Enfin, dans les races supérieures, les sutures crâniennes se ferment beaucoup plus tard que dans les races inférieures, et c'est ce qui nous explique pourquoi ces dernières sont moins perfe ctibles queles autres.

Sexe. — Le crâne est plus volumineux chez le mâle que chez la femelle. (Sœmmering, Parchappe, Broca, etc.) D'après Morselli, le crâne de l'homme étant 100, celui de la femme est 85. Mais la différence de capacité en faveur de l'homme varie : elle était de 100 c. c. chez la race de Cromagnon, elle est de 129 c. c. chez le néo-calédonien, de 150 chez les français en général, de 221 chez les parisiens; elle est donc en raison de l'évolution.

Age.—La capacité crânienne augmente avec l'âge jusqu'à 45 ans, époque où les sutures crâniennes se ferment chez les races supérieures.

Constitution. — Le crâne est en général plus volumineux chez les forts que chez les faibles, et chez les grands que chez les petits.

Côtés. — Le côté gauche du crâne est plus développé que le droit, surtout chez les gens instruits. D'après les recherches faites par M. Lacassagne au Val-de-Grâce, le crâne est plus développé à gauche chez les docteurs en médecine que chez les simples soldats. « Dans sa décadence, comme dans son développement, la moitié gauche du crâne est le siége d'une nutrition plus active que la moitié droite, ce qui est en rapport avec la prédominance de l'hémisphère gauche du cerveau. (Broca.)

Fonctionnement. — Le fonctionnement du cerveau accroît la capacité crânienne. C'est pourquoi les classes instruites ont le crâne plus développé que les classes ignorantes. D'après les recherches de M. Broca, au XIIe siècle, la capacité crânienne était de 1425 c. c. pour la classe aristocratique inhumée dans un cimetière de la Cité et de 1409 pour les gens du peuple inhumés au cimetière des Innocents. Les crânes du XIXe siècle provenant de sépultures particulières ont 1484, tandis que ceux de la fosse commune n'ont que 1403. Il y a donc une différence de plus de 80 centimètres cubes en faveur des classes instruites.

Les crânes des hommes exerçant des professions libérales sont plus considérables que ceux des manouvriers. (Parchappe, Broca.) La capacité crânienne était moindre chez les nègres esclaves des Etats-Unis que chez les nègres d'Afrique.

CERVEAU.

POIDS.—*Espéces.*—Le poids du cerveau augmente à mesure qu'on s'élève des espèces inférieures aux espèces supérieures. C'est chez l'homme que le cerveau est le plus lourd.

Dans une même espèce, le poids du cerveau augmente en raison de l'évolution subie par cette espèce. « Plus les mammifères remontent dans l'ancienneté des temps géologiques, plus le volume de leur cerveau se réduit par rapport au volume de leur tête et aux dimensions totales de leur corps. » (Lartet.)

Races.—Le cerveau des races supérieures est plus lourd que celui des races inférieures. En effet, il est de 1230 à 1330 grammes chez les nègres et de 1340 à 1420 gr. chez les Européens. « Le cerveau de l'homme blanc est plus lourd de 30 p. 100 que celui du sauvage. (Broca.) Le cerveau d'une jeune boschimane morte à Londres ne pesait que 870 gr.

Sexe.—En général le cerveau est plus lourd chez le mâle que chez la femelle. Chez le gorille mâle, par exemple, il est de 530 grammes, et chez la femelle de 470 seulement.

Dans la race blanche, le poids moyen est de 12 à 1400 gr. chez l'homme et de 11 à 1300 gr. chez la femme. D'après M. Broca, le poids moyen du cerveau est de 1323 gr. chez l'homme et de 1210 chez la femme ; le maximum de poids moyen est de 1410 gr. chez l'homme et de 1262 gr. chez la femme, le minimum est de 1049 gr. chez l'homme et de 907 gr. chez la femme.

D'après Tiedemann, le rapport du poids du cerveau à celui du corps est pour l'adulte homme de 1/40 et pour la femme de 1/44.

Mais la différence de poids en faveur de l'homme n'est pas la même à tout âge. D'après les recherches de M. Broca, le poids du cerveau est, de 21 à 30 ans, de 1341 gr. chez l'homme et de 1249 chez la femme ; de 31 à 40 ans, de 1410 chez l'homme et de 1262 chez la femme ; de 41 à 50 ans, de 1391 chez l'homme et de 1261 chez la femme ; de 51 à 60 ans, de 1341 chez l'homme et de 1236 chez la femme ; à 61 ans et au delà, de 1326 chez l'homme et de 1203 chez la femme.

D'après Geist, il est, de 65 à 75 ans, de 1064 chez l'homme et de 979 chez la femme ; de 75 à 85 ans, de 1031 chez l'homme et de 975 chez la femme ; de 85 à 93 ans, de 1023 chez l'homme et de 942 chez la femme.

La différence en faveur de l'homme qui est de 7 0/0 de 21 à 30 ans, s'élève à 11 0/0 de 31 à 40 ans, puis s'abaisse à 10 0/0 de 41 à 50 ans et à 8 0/0 de 51 à 60 ans. La prééminence cérébrale de l'homme sur la femme est donc en raison directe de l'évolution.

Age. — Nous venons de voir que le poids du cerveau augmente avec l'âge. « Dans notre race, le poids de l'encéphale peut s'accroître pendant toute la durée de l'âge mur. Le poids moyen du cerveau continue à croître jusqu'à 40 ans » (Broca).

Chez le vieillard, le poids du cerveau descend chez l'homme à 1025 grammes et chez la femme à 905 grammes. Il perd chez l'homme 84 grammes et chez la femme 59 grammes du poids moyen qu'il avait atteint dans l'âge mur. « Le poids des hémisphères est beaucoup moindre à Bicêtre qu'à Saint-Antoine, parce que les gens de l'hospice de Bicêtre sont plus âgés et qu'ils ne prennent plus part à la vie active. » (Broca).

Constitution. — Le poids du cerveau est plus grand chez les forts que chez les faibles. Il est très-peu élevé chez les microcéphales.

« Toutes choses égales d'ailleurs, le poids du cerveau est un peu plus considérable chez les individus grands que chez les petits. La différence de taille entre deux groupes d'individus étant de 6 0/0, le cerveau des grands pèse en moyenne 6 0|0 de plus que celui des petits. » (Broca).

Les hommes très-intelligents ont le cerveau très-développé. Le cerveau de Cuvier, mort à 63 ans, pesait 1829 grammes. Or le poids moyen du cerveau au delà de 60 ans est 1341 grammes ; la différence de poids en faveur de Cuvier est donc de 503 grammes 75 c. Le cerveau de Byron mort à 36 ans pesait 1807 grammes. Celui de Dupuytren, mort à 58 ans, 1436 grammes.

Côtés. — D'après Boyd, le poids de l'hémisphère gauche surpasse celui du droit de 1/8 d'once.

Fonctionnement. — Le fonctionnement cérébral accroît le poids du cerveau. « La culture de l'esprit et le travail intellectuel augmentent le volume du cerveau. » (Broca). Le cerveau des animaux apprivoisés est moins lourd que le cerveau des animaux en liberté. De même, le cerveau des nègres libres est plus lourd que celui des nègres esclaves.

Conclusion. — La capacité crânienne et le poids du cerveau étant plus grands chez les espèces et les races supérieures que chez les inférieures (fossiles ou actuelles), chez les mâles que chez les femelles, chez l'adulte que chez l'enfant et le vieillard, chez le fort et le grand que chez le faible et le petit, chez les grands hommes que chez les petits, du côté gauche que du droit, sont *en raison directe de l'évolution.*

De plus, ils sont *en raison directe de la nutrition,* puisqu'ils sont accrus par les circonstances qui augmentent la nutrition, comme le fonctionnement et diminués par les circonstancess qui diminuent la nutrition, comme le défaut d'exercice intellectuel et la domestication.

Volume et densité. — Nous pourrions considérer le volume et la densité du cerveau qui sont, comme le poids, *en raison directe de la nutrition et de l'évolution.* « Chez les mammifères anciens, le volume du cerveau se réduit d'autant plus par rapport au volume de la tête. » (Lartet.) « L'anatomie comparée nous fait voir les lobes cérébraux subissant un accroissement de volume au fur et à mesure que l'intelligence se développe. » (Vulpian.)

Plissement. — A la question du volume se rattache l'étude du plissement de la surface du cerveau qui, d'après MM. Dareste et Broca, n'est qu'une conséquence de l'augmentation de volume.

Un cerveau plissé a une surface plus grande et est plus volumineux qu'un cerveau lisse.

Espèce. — Les espèces supérieures ont le cerveau plus plissé que les inférieures. D'après M. Dareste, les circonvolutions sont lisses chez les petites espèces et compliquées chez les grandes.

D'après Stannius, beaucoup de mammifères qui avaient le cerveau plus ou moins plissé, à l'époque tertiaire, ont perdu leurs circonvolutions par voie de dégradation. Au contraire, le cerveau de l'hipparion, ancêtre du cheval, est moins riche en circonvolutions que celui du cheval. (Lartet.)

Actuellement les circonvolutions manquent chez l'ornithorynque, les marsupiaux, les insectivores, certains édentés, les cheiroptères, la grande majorité des rongeurs. Elles existent chez certains poissons, chez les carnassiers, les proboscidiens. les jumentés, les ruminants, les cétacés, le cabiai, les singes. Certains singes inférieurs, comme les ouistitis, les lémuriens, ont le cerveau lisse. Le cerveau du gorille est plus simple que celui du chimpanzé.

Race. — Les races supérieures ont le cerveau plus plissé que les inférieures.

Sexe. — Il en est de même des mâles par rapport aux femelles.

Age. — Chez le fœtus, le cerveau est d'abord lisse. Chez l'homme, la plupart des plis de la face externe apparaissent entre le septième et le huitième mois. Plus tard les circonvolutions se développent et se compliquent en raison de l'évolution jusqu'à l'âge de 40 ans. La troisième circonvolution gauche du cerveau, ne se développe qu'à un an.

Constitution. — Le plissement du cerveau est plus

grand chez les gens intelligents que chez les idiots.

Côtés. — Les circonvolutions et les plis se développent d'abord dans le cerveau gauche. Le lobe frontal gauche est plus plissé que le droit (Broca, Barkow, Roque). Les circonvolutions du lobe moyen sont plus compliquées à gauche qu'à droite (Roque).

Régions. — Les lobes frontaux sont plus plissés que les lobes occipitaux. « En comparant les cerveaux des grands hommes à ceux des manœuvres, on voit que, chez ceux-ci, seules les circonvolutions antérieures sont plus compliquées. » (Gratiolet).

Conclusion. — Le plissement de la surface du cerveau étant plus grand chez les espèces et les races supérieures que chez les inférieures, chez le mâle que chez la femelle, chez l'adulte que chez l'enfant, chez l'individu intelligent que chez l'idiot; à gauche qu'à droite, en avant qu'en arrière, est *en raison directe de l'évolution.*

Intelligence. — Bien que nous nous occupions en ce moment d'anatomie, nous croyons devoir parler de l'intelligence, fonction du cerveau qui, d'après Gratiolet, se manifeste dans cet organe dès qu'il a atteint le poids de 900 grammes et qui, pour cette raison, n'existe pas chez le fœtus, le microcéphale, etc.

Comme, d'après M. Broca, toutes choses égales d'ailleurs, il y a, soit chez les individus, soit chez les races, un rapport approximatif entre la masse du cerveau et la capacité intellectuelle, il en résulte que l'intelligence doit être, elle aussi, en raison directe de l'évolution et de la nutrition. Il est évident que les facultés intellectuelles sont plus développées chez les espèces et les races supérieures que chez les inférieures. D'un autre côté, « les conditions qui font croître et décroître le poids du

cerveau chez des individus de même race, font
varier dans le même sens la puissance intellectuelle. » (Broca). Or ces conditions nous les connaissons. Nous pouvons donc dire que l'intelligence
étant plus développée chez l'homme que chez la
femme, chez l'adulte que chez l'enfant et le vieillard,
chez le fort, le grand, le brun, le citadin, etc., que
chez le faible, le petit, le blond, le campagnard,
dans le cerveau gauche que dans le droit, est *en
raison directe de l'évolution.*

En ce qui concerne les côtés du cerveau, M. Brown
Séquard professe que le cerveau droit est affecté
spécialement à la vie végétative : la vérité est que
ce cerveau est plus végétatif, moins animal, plus
sensitif, moins intelligent, en un mot moins avancé
en évolution que le gauche.

De plus, l'intelligence étant plus grande chez les
individus bien nourris que chez les mal nourris,
chez les gens instruits que chez les ignorants, chez
les habitants du nord, du bord de la mer, des
plaines, que chez ceux du midi, de l'intérieur des
continents, des montagnes, est *en raison directe de la
nutrition.*

FORME

La forme de la tête étant le produit du développement du cerveau, nous allons étudier d'abord ce
développement. Nous parlerons ensuite de l'ossification des sutures crâniennes qui met un terme au
développement cérébral.

DÉVELOPPEMENT. — Le cerveau se développe
d'arrière en avant. « Le lobe occipital est le plus
hâtif dans son développement. » (Duret). Après le
lobe occipital, siége de la sensibilité apparaît le
lobe pariétal, siége de la motilité, et enfin le lobe
frontal siége de l'intelligence.

L'évolution cérébrale comprend deux périodes,

l'une de croissance, s'étendant de 0 à 50 ans, l'autre de décroissance allant de 50 ans à la mort. Pendant la période de croissance, l'évolution a lieu d'avant en arrière, c'est-à-dire que les lobes occipitaux, pariétaux, frontaux, l'emportent successivement sur les autres. Pendant la période de décroissance, l'évolution a lieu d'arrière en avant, c'est-à-dire que les lobes pariétaux et occipitaux prédominent successivement de nouveau. Il y a donc entre ces divers lobes un balancement qui fait que l'agrandissement du lobe frontal, par exemple, entraîne une décroissance du lobe occipital (Broca), et que le lobe occipital augmente lorsque le lobe antérieur s'amincit (Gratiolet). La prédominance de chacun des trois lobes constitue donc une phase évolutionnelle par laquelle le cerveau passe au cours de son développement et repasse au cours de sa décroissance.

Examinons ces trois phases :

Pendant la première, les lobes occipitaux se développent et l'emportent sur les autres en voie de croissance. C'est ce qui arrive chez certaines races inférieures dites races occipitales (nègres, etc.), et aussi chez la femme, le nouveau-né, le vieillard, le faible qui, au point de vue physiologique, sont plus sensibles qu'actifs et intelligents.

Pendant la seconde phase, les lobes pariétaux se développent et l'emportent sur les lobes occipitaux et frontaux. C'est ce qui arrive chez certaines races plus élevées dites races pariétales (Mongols) et aussi chez les enfants et chez certains adultes qui sont plus actifs que sensibles et intelligents.

Enfin, pendant la troisième phase, les lobes frontaux l'emportent sur les lobes pariétaux et sur les lobes occipitaux en voie de décroissance. D'après M. Broca, l'agrandissement du lobe frontal entraîne une décroissance du lobe occipital. C'est ce qui arrive chez les races caucasiques dites frontales, les hommes, les adultes, qui sont plus intelligents que sensibles et actifs.

La prédominance des lobes frontaux est donc *en raison directe de l'évolution* dont elle représente le maximum.

Sutures. — On peut considérer la complication des diverses sutures crâniennes, l'époque à laquelle elles s'ossifient et l'ordre suivant lequel cette ossification a lieu.

La complication des sutures crâniennes est *en raison directe de l'évolution*, puisqu'elle est plus grande chez les races humaines supérieures que chez les inférieures. Ces sutures sont très-simples chez les crânes préhistoriques (Néanderthal, les Eyzies, etc.).

L'ossification a lieu plus tôt chez les espèces inférieures que chez les supérieures. D'après Gratiolet les sutures s'effacent de très-bonne heure chez les races humaines peu perfectibles et persistent beaucoup plus tard que 40 ans dans les races supérieures. La précocité de l'ossification des sutures crâniennes est donc *en raison inverse de l'évolution*.

L'ossification d'avant en arrière est *en raison inverse de l'évolution*, puisqu'on l'observe chez les anthropomorphes, chez les races humaines inférieures (Engis Cromagnon, nègres, etc.) et chez les idoits de race blanche. Au contraire l'ossification d'arrière en avant telle qu'on l'observe chez les races blanches est *en raison directe de l'évolution*.

Enfin l'ossification chez les races européennes a lieu de droite à gauche. D'après M. Sauvage, la partie latérale droite des sutures coronale et lambdoïde s'oblitère avant la gauche.

Forme. — Nous allons étudier la forme de la tête en considérant tout à la fois le crâne et l'encéphale. Cette étude va nous démontrer que le cerveau a évolué d'arrière en avant et de droite à gauche de telle sorte que le cerveau antérieur est plus avancé en évolution que le cerveau postérieur, et qu'il en est de même du cerveau gauche par rapport au cerveau droit. Au point de vue physiologique, elle nous prouvera que les instincts siégent de préférence en arrière tandis que les facultés les plus élevées de l'intelligence siégent en avant.

Espèce. — Les espèces inférieures ont la partie postérieure de la tête et de l'encéphale plus développée que la partie antérieure. C'est chez l'homme que cette dernière partie acquiert le plus grand volume proportionnel. « Le front s'abaisse insensiblement depuis les plus belles races humaines jusqu'à la grenouille de manière à former une très-intéressante série crânioscopique. Ce qui manque aux autres animaux de substance cérébrale pour manifester nos idées, c'est donc cette portion qui se trouve placée chez l'homme à la partie antérieure et supérieure. » (Guépin.)

Race. — Les races inférieures sont en général dolichocéphales (tête plus longue que large) tandis que les races supérieures sont brachycéphales (tête plus large que longue).

La paléontologie humaine démontre que les races préhistoriques étaient dolichocéphales. On sait que trois races fossiles se sont succédé en Europe occidentale (Candstadt, Cromagnon, Furfooz). La plus vieille de ces races (Candstadt) est dolichocéphale tandis que la plus récente (Furfooz) est presque brachycéphale. Dans la race de Candstadt, le front est bas, extrêmement fuyant, la région occipitale fait au contraire une saillie considérable. Dans la race de Furfooz, le crâne est petit surtout dans ses parties antérieures, le front est étroit, bas et fuyant. D'après l'abbé Frère qui a étudié le développement relatif des crânes antérieur et postérieur, le crâne antérieur est notablement moindre dans la race de Cromagnon que dans nos races modernes ; au contraire la région occipitale est toujours très-ample. En résumé le type dolichocé-

phale est le plus ancien de tous (Broca, Hamy).
Les races grecques étaient dolichocéphales aux
époques archaïques et brachycéphales du temps de
Périclès. Les races actuelles subissent la même
transformation. « La dolichocéphalie fait place à la
brachycéphalie en France et en Allemagne ».
(Schaaffhausen.)

Si l'on considère les races historiques dont les
crânes se trouvent dans nos anciens cimetières, on
voit que la capacité crânienne des Parisiens par
exemple s'est accrue de siècle en siècle et que cet
accroissement, d'après M. Broca, a porté surtout
sur la région frontale.

De même, les races inférieures actuelles sont dolichocéphales, exemple les Australiens, les Esquimaux, les Néo-Calédoniens, les Annamites, les Bos-
chimans, les Veddahs de Ceylan, les Cafres, les Hottentots, etc. « Dans les races les moins perfectibles,
l'accroissement des lobes antérieurs du cerveau
s'arrête avant celui des lobes occipitaux. » (Broca.)

Dans une même race les classes inférieures sont
plus dolichocéphales que les supérieures. Les
mendiants de Pékin organisés en confrérie spéciale
sont dolichocéphales tandis que les classes aristo-
cratiques chinoises sont brachycéphales. Dans nos
races supérieures les paysans sont moins brachycéphales que les habitants des villes.

En résumé l'évolution a lieu de la dolichocéphalie à la brachycéphalie en passant par les degrés
intermédiaires.

Le cerveau s'est développé d'arrière en avant et
de bas en haut. La hauteur du front a été constamment en augmentant et l'on comprend que le
canon dans lequel cette hauteur joue un rôle im-
portant se soit modifié depuis les anciens jusqu'à
nous. Par suite du développement de la région
frontale, le corps qui devait avoir sept et huit têtes
chez les anciens n'en a plus que six et cinq chez les
modernes.

Sexe. — La femme a la partie postérieure du crâne et du cerveau plus développée et la partie antérieure moins développée que l'homme. Chez elle « dans son ensemble le crâne est moins haut et plus allongé. » (Broca.)

La courbe antérieure d'après M. Hamy est plus grande de 17 millimètres chez l'homme que chez la femme. « Chez la femme européenne, comme chez le nègre, les régions crâniennes latérale et postérieure ont une superficie plus grande que les mêmes régions chez l'homme blanc (Huschke). La femme est donc plus dolichocéphale que l'homme.

Age. — La tête des enfants d'abord allongée s'élargit ensuite par l'accroissement du diamètre transverse. « C'est par le diamètre transverse que les cerveaux d'enfants s'accroissent le plus. » (Schaaffhausen.)

Chez les vieillards, d'après M. Broca, les sinus frontaux augmentent, les lobes antérieurs diminuent de poids. « A une diminution pour le diamètre horizontal antérieur après l'âge de cinquante ans correspond une augmentation pour le diamètre postérieur. » (Sauvage.)

Constitution. — Les faibles ont la tête plus allongée, le front moins élevé et moins vertical que les forts. Il en est de même de tous les individus qui ont la tête petite, comme les blonds, les petits, les paysans, les montagnards, les habitants des pays chauds, etc. La région frontale est plus développée chez les gens intelligents que chez les autres.

Les Sulpiciens ont le front moins large et moins haut que les Normaliens. Les habitants du quartier Saint-Germain, qui ont la tête « fine, » ont le front bas et fuyant. Les lobes occipitaux sont très-volumineux chez les idiots. « Les hommes qui ont la partie occipitale du cerveau très-développée sont portés aux passions physiques. » (Auburtin.) Dans leurs recherches sur le volume et la forme de la tête mesurée à l'aide du conformateur, MM. Lacassagne et Cliquet ont constaté un très-grand développement de la tête en arrière chez les soldats détenus à la prison du Cherche-Midi. On comprend donc les déformations crâniennes en usage à Tahiti où l'on comprime le crâne des enfants d'arrière en avant ou d'avant en arrière suivant qu'on veut développer chez eux les facultés intellectuelles ou les instincts féroces, suivant qu'on veut en faire des sages ou des guerriers.

Les gens intelligents sont brachycéphales et l'on peut dire que la brachycéphalie est en raison du développement intellectuel. Dante avait la partie antérieure du crâne très-développée, d'après M. Broca. Chez Pascal, la fontanelle antérieure ne s'est fermée que très-tard. M. Broca a trouvé entre le cerveau de Cuvier et le cerveau d'un ouvrier mort à l'hôpital Saint-Antoine une différence de 429 gr. 63 portant surtout sur les lobes antérieurs. En effet les autres parties pesées ensemble ne présentaient qu'une différence de 5 gr. 86 en faveur de Cuvier. En consultant l'album des contemporains qui contient les photographies de tous les membres de l'Institut, j'ai classé les différentes sections d'après le développement frontal de leurs membres et je suis arrivé aux résultats suivants : 1° sciences; 2° *ex æquo* sciences morales et politiques, inscriptions et belles-lettres; 3° *ex æquo* Académie française et Académie des beaux-arts.

Côté — Nous avons vu que le cerveau était plus développé à gauche qu'à droite. Chez les races supérieures, les hommes, les adultes, les gens instruits, la prédominance du côté gauche est plus grande chez les lobes frontaux que chez les lobes pariétaux et occipitaux. M. Broca ayant pesé comparativement les lobes frontaux droit et gauche de 37 individus morts à Bicêtre ou à Saint-Antoine a

Delaunay.

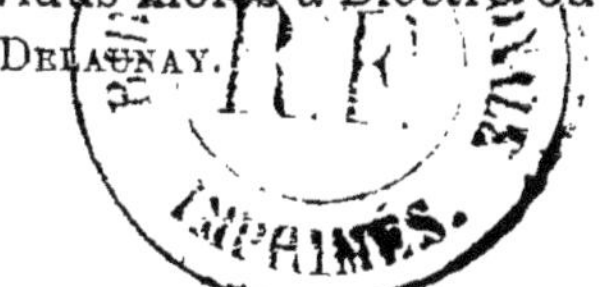

7

trouvé une différence d'environ 4 grammes en faveur du lobe gauche. La prédominance du lobe frontal gauche est plus grande chez les races supérieures que chez les inférieures, chez l'homme que chez la femme (Broca), chez l'adulte que chez l'enfant. Cette prédominance à laquelle correspond le maximum d'intelligence, est donc *en raison directe de l'évolution.*

De plus, elle est *en raison directe de la nutrition,* puisqu'elle est accrue par le fonctionnement, ainsi qu'il résulte des recherches faites par MM. Lacassagne et Cliquet au Val-de-Grâce. En effet, d'après ces observateurs, chez les docteurs en médecine, la tête symétrique en arrière est plus développée à gauche qu'à droite en avant; chez les soldats illétrés et les condamnés, la tête, symétrique en avant, est plus développée à gauche qu'à droite en arrière.

Fonctionnement. — L'instruction accroît la partie antérieure du cerveau. Les manouvriers, d'après Parchappe, ont le crâne postérieur plus grand et le crâne antérieur beaucoup plus petit que les hommes instruits. « L'accroissement de volume du cerveau dû à la culture de l'esprit et au travail intellectuel porte principalement sur les lobes frontaux qui sont le siége des facultés les plus élevées de l'intelligence. C'est surtout le crâne antérieur qui bénéficie des conditions avantageuses de l'éducation. C'est au plus grand développement de leur région frontale que les internes en médecine (dont il a été question plus haut) doivent la plus grande partie de l'agrandissement de leur tête. » (Broca).

D'après MM. Lacassagne et Cliquet, la partie antérieure de la tête est plus développée chez les docteurs en médecine que chez les soldats sachant lire et écrire, chez ceux-ci que chez les soldats complétement illettrés, et chez ces derniers que chez les soldats ayant subi une condamnation en conseil de guerre.

Au contraire, la partie postérieure de la tête est

plus développée chez les condamnés que chez les illettrés, chez ceux-ci que chez les soldats sachant lire et écrire et chez ces derniers que chez les docteurs en médecine.

Si l'on compare les régions frontale et occipitale l'une avec l'autre, on voit que la première est plus développée chez les docteurs en médecine et la seconde chez les soldats illettrés et condamnés.

Conclusion.—La brachycéphalie, le développement de la région frontale en hauteur et en largeur étant plus grands chez les espèces et les races supérieures que chez les inférieures, chez l'homme que chez la femme, chez le fort, le brun, le grand, le citadin, l'habitant de la plaine, l'individu intelligent que chez le faible, le blond, le petit, le paysan, le montagnard, l'idiot, à gauche qu'à droite, sont *en raison directe de l'évolution*.

De plus, étant accrus par le fonctionnement, ils sont *en raison directe de la nutrition*.

Inversement, la dolichocéphalie et le développement de la région occipitale sont *en raison inverse de l'évolution et de la nutrition*.

Au sujet de la tête, il y aurait encore à indiquer les caractères de supériorité qui sont en raison directe et les caractères d'infériorité qui sont en raison inverse de l'évolution et de la nutrition.

Parmi les caractères d'infériorité, nous citerons la soudure des os du nez, qui a lieu plus tôt chez les anthropoïdes que chez les Hottentots et chez ceux-ci que chez le blanc; la persistance de l'os intermaxillaire qu'on observe surtout chez les anthropoïdes, chez l'homme des périodes archéolithiques et néolithiques, chez les races inférieures actuelles, (Nègre, Australien), chez les femmes et les enfants ; la soudure de l'os intermaxillaire qui a lieu chez le blanc à la fin du troisième mois de la vie intra-utérine se produit beaucoup plus tard chez le chimpanzé, encore plus tard chez l'orang et plus tard encore chez le gorille; le pro-

gnathisme du maxillaire inférieur, qui est plus
accentué chez les espèces inférieures que chez
l'espèce humaine, chez le nègre que chez le blanc,
chez la femme que chez l'homme (Hamy); la
dent de sagesse à cinq tubercules qu'on rencontre
chez le singe, chez certains hommes de l'âge de
pierre, etc.; la grandeur de l'orifice buccal, la situation antérieure du trou occipital, le développement de la protubérance occipitale externe, l'ou-
verture des angles inter-obitaire, alvéo-condylien,
occipital de Daubenton, sphénoïdal, qui sont
moindres chez l'homme que chez les anthropoïdes
et chez les races supérieures que chez les inférieures.

THORAX.

Capacité thoracique. — *Espèce, race.* — Elle est
plus grande chez les espèces et les races supérieures
que chez les inférieures.

Sexe. — Elle est de même plus grande chez le
mâle que chez la femelle (Lihazik). D'après
M. Sappey, chez la femelle, le diamètre vertical
postérieur est plus court de deux centimètres, l'antérieur de un centimètre et demi, le transverse de
trois centimètres.

Age. — La capacité thoracique est plus grande
chez l'adolescent que chez l'enfant, et chez l'adulte
que chez l'adolescent.

Constitution. — Elle est plus grande chez le fort
que chez le faible et chez le grand que chez le
petit. D'après Hutchinson, à l'état normal, elle croît
en proportion régulière avec la stature. Chez le
phthisique, la capacité thoracique diminue en entraî-
nant une diminution de l'intervalle qui sépare les
deux mamelons.

Côté. — D'après les recherches de M. Woillez, le côté droit de la poitrine est plus étendu que le gauche, de 1 à 3 centimètres.

Fonctionnement. — La capacité thoracique est accrue par le fonctionnement des poumons (chant, course, etc.). C'est pour la même raison que les montagnards qui exercent beaucoup leurs poumons ont le thorax plus développé que les habitants des plaines.

Conclusion. — La capacité du thorax étant plus grande chez les espèces et les races supérieures que chez les inférieures, chez l'homme que chez la femme, chez l'adulte que chez l'enfant, chez le grand, le fort, que chez le petit, le faible, du côté droit que du gauche, est *en raison directe de l'évolution.*

De plus cette capacité étant accrue par le fonctionnement est *en raison directe de la nutrition.*

BASSIN.

Capacité. — D'après M. Verneau, les différences propres au bassin portent presque exclusivement sur le petit bassin et sont déterminées par la présence de l'utérus. Le volume de la tête du fœtus augmentant de siècle en siècle, il est naturel que les dimensions du bassin augmentent pareillement de siècle en siècle. Aussi MM. Durand de Gros et Pruner Bey ont constaté une corrélation entre la forme du crâne et celle du bassin. On comprend donc que la grandeur du bassin doit être comme le volume de la tête en raison directe de l'évolution.

Espèce. — Le bassin est plus grand chez les espèces supérieures que chez les inférieures. D'après M. Topinard, il est plus large chez les singes que chez les ruminants, chez l'orang que chez le pithécien, chez le gorille que chez l'orang.

Races. — Les races inférieures ont le bassin plus petit que les supérieures. D'après M. Topinard, les singes supérieurs ont un bassin de quadrupède et les inférieurs un bassin de bipède.

De même, d'après les recherches de M. Verneau, le bassin est plus petit, moins large, moins capace chez les races humaines inférieures que chez les supérieures. M. Verneau cite les races suivantes comme ayant le bassin plus petit que les Européens : Lapons, Arabes, Syriens, Egyptiens, Guanches, Turcs, Hindous, Bengalis, Bosjesmans, Nubiens, Nègres ; races de l'Amérique du Sud : Charruas, Botocudes, Goytacases, Péruviens, Boliviens ; races jaunes : Esquimaux, Annamites, Javanais, Chinois, Mongols ; races polynésiennes : Néo-Calédoniens, Guinéens, Tastamaniens, Australiens.

Sexe. — Le bassin de l'homme est plus capace que celui de la femme. D'après M. Sappey, ce que le sexe masculin perd du côté de la largeur, il le retrouve et au delà du côté de la hauteur. Le diamètre antéro-postérieur externe, ne diffère pas sensiblement dans les deux sexes. D'après M. Verneau, chez la femme, la hauteur est beaucoup moindre, le diamètre transverse maximum est plus petit, le petit bassin est plus large, mais la partie supérieure, la marge est moins large.

Age. — La capacité du bassin est plus grande chez les adultes que chez les adolescents.

Constitution. — Les grands, les forts ont le bassin plus capace que les petits, les faibles. Les brachycéphales ont le bassin plus large que les dolychocéphales (Durand de Gros).

Côtés. — L'abdomen est plus développé à droite qu'à gauche. Il doit en être de même du bassin.

Conclusion. — La grandeur du bassin étant plus considérable chez les espèces et les races supérieures que chez les inférieures, chez l'homme que chez la femme, chez l'adulte que chez l'enfant, chez le grand, le fort que chez le petit, le faible, à droite qu'à gauche, est *en raison directe de l'évolution.*

MEMBRES.

CLAVICULE. — *Race.* — Elle est plus longue chez les races inférieures que chez les races supérieures. La longueur de la clavicule étant de 100 chez l'Européen est de 104,5 chez le nègre (Broca).

Sexe. — Cette longueur étant de 100 chez l'homme blanc est de 101,62 chez la femme blanche, de 103,64 chez le nègre d'Afrique et de 106,94 chez la négresse. La clavicule est donc plus longue chez la femme que chez l'homme.

Age. — La clavicule est plus longue que l'humérus chez le fœtus ; chez l'adulte elle n'a plus que la moitié de la longueur de cet os.

Constitution. — La clavicule est proportionnellement plus longue chez les faibles que chez les forts.

Conclusion. — La longueur de la clavicule étant absolument ou proportionnellement plus grande chez les races inférieures que chez les supérieures, chez la femme que chez l'homme, chez l'enfant que chez l'adulte, chez le faible que chez le fort, à gauche qu'à droite, est *en raison inverse de l'évolution.*

HUMÉRUS.— *Angle de torsion.* — M. Ch. Martins a prouvé que le bras était une cuisse retournée. Nous allons étudier cette torsion suivant les diverses circonstances qui peuvent la modifier.

Espèce. — L'angle de torsion très-faible chez les espèces inférieures s'ouvre de plus en plus à mesure qu'on se rapproche de l'homme. L'avant-bras est tordu d'un quart de cercle chez le quadrupède et d'un demi-cercle chez l'homme. Il est de 150° chez les anthropoïdes.

Race. — Il est plus ouvert chez les races supérieures que chez les inférieures. C'est ainsi qu'il est de 154° chez le nègre et de 168° à 175° chez le blanc.

Sexe. — La torsion de l'humérus est plus grande chez l'homme que chez la femme.

Age. — L'angle de torsion n'est que de 140° chez le fœtus et atteint 175° chez l'adulte.

Constitution. — Chez les microcéphales, le mouvement de pronation et de supination de l'avant-bras n'est que de 90° (Topinard). Certains individus en retard au point de vue de l'évolution, au lieu d'avoir la main tombant sur la couture du pantalon, comme on dit vulgairement, ont la paume de la main tournée en arrière et même en dehors.

Côté. — D'après mes recherches, la main gauche tombe moins sur la couture du pantalon que la droite, ce qui prouve que la torsion de l'humérus est plus grande à droite qu'à gauche.

Conclusion. — La torsion de l'humérus étant plus grande chez les espèces et les races supérieures que chez les inférieures, chez l'homme que chez la femme, chez l'enfant que chez le fœtus, chez l'adulte que chez l'enfant, chez le fort que chez le faible, à droite qu'à gauche, est *en raison directe de l'évolution.*

Perforation de la fosse olécrânienne. — *Espèce.* — Cette perforation existe toujours chez les rongeurs,

presque toujours chez l'orang et le gorille et rare-
ment chez l'homme.

Race. — Elle existe 4 fois sur 100 dans les cimetières de Paris, tandis qu'elle atteint une fréquence
de 15, 20, 25 0/0 dans certaines sépultures de l'é-
poque néolithique. Dans la race de Furfooz, cette
fréquence s'élève à 28 et 30 0/0.

Sexe. — La perforation olécrânienne de l'humérus
s'observe plus souvent chez la femme que chez
l'homme. (Hamy.)

Conclusion. — La perforation de la fosse olécrânienne étant plus fréquente chez les espèces et les
races inférieures que chez les supérieures, chez la
femme que chez l'homme, est *en raison inverse de
l'évolution.*

RADIUS. — Considérons la longueur du radius
par rapport à l'humérus.

Espèce et race. Cette longueur est plus considérable chez les quadrupèdes que chez les bipèdes.
Elle est plus grande aussi chez les races inférieures
que chez les supérieures. L'humérus étant 100, la
longueur du radius est chez le nègre de 79,43 et
chez le blanc de 73,82. L'avant-bras du nègre est
donc plus grand en proportion que celui de l'Européen.

Sexe. — L'humérus étant 100, la longueur du radius est de 74,02 chez la femme blanche et de 73,82
chez l'homme. Le radius est donc proportionnellement plus long chez la femme que chez l'homme.

Conclusion. — La longueur du radius par rapport à
l'humérus est *en raison inverse de l'évolution.*

MEMBRE SUPÉRIEUR. — La longueur totale du membre supérieur est proportionnellement plus grande chez les races inférieures que chez les supérieures, chez la femme que chez l'homme, chez le fœtus que chez l'enfant, chez celui-ci que chez l'adulte. Cette longueur est donc *en raison inverse de l'évolution*.

MEMBRE INFÉRIEUR. — Au contraire, le fémur est plus long chez les races humaines supérieures que chez les inférieures, et la longueur du membre inférieur me paraît être en raison directe de l'évolution.

LE PIED.

On peut considérer dans le pied la longueur et. la cambrure. Evidemment le pied est plus petit, chez l'enfant que chez l'adulte, et chez la femme que chez l'homme. Mais, chez tous les individus, quels que soient leur race, sexe, âge, constitution, il y a une opposition entre la longueur et la cambrure du pied. En général, un pied est d'autant plus plat qu'il est plus long et d'autant plus cambré qu'il est plus court. La longueur du pied est un caractère d'infériorité, et c'est probablement pour cette raison que les Chinois emprisonnent le pied de leurs femmes dans un étau, afin de l'empêcher de croître. Au contraire, la cambrure est un caractère de supériorité. Le pied s'allonge d'abord, puis se cambre en évoluant. Nous allons étudier cette cambrure en nous servant des renseignements que nous ont fournis les cordonniers et les formiers qui fabriquent des chaussures et des formes pour la France et l'étranger.

Races. — D'une manière générale, le pied est plus long, plus plat, et moins cambré chez les races inférieures que chez les supérieures. Le pied du

nègre est long et plat ; il en est de même de celui
du Nubien qui ressemble à une « planche. » Le pied
est encore plat et long chez le Japonais, l'Arabe, etc.
Considérons les races européennes : Chez les Anglais, le pied est « long, mince, plat, sans cou-de-
pied et sans relevage de cambrure. » Chez les
Allemands, le pied est « long, gros, plat, mollasse. »
Au contraire, le pied des Français est court, petit,
élégant, cambré. En somme, la petitesse et la cambrure du pied sont des caractères de supériorité
qui sont plus accentués chez les races supérieures
que chez les inférieures.

Cependant le pied est très-cambré chez certaines
races comme les Espagnols et les Portugais, qu'on
ne saurait considérer comme étant plus avancés en
évolution que les autres races de l'Europe. Suivant
nous, l'évolution peut être partielle et n'avoir pas
une marche égale dans toutes les parties de l'organisme. Il peut donc se faire que l'évolution du pied
soit achevée quand celle de la tête, par exemple, est
encore incomplète ou arrêtée.

Dans une même race, le pied est plus court et
plus cambré chez les classes élevées que chez les
autres. Au moyen âge, les nobles traitaient les
vilains de *pieds plats*, ce qui fait supposer que le
nombre des pieds plats était très-considérable à
cette époque. Or, comme ce nombre est très-faible
aujourd'hui, il en résulte que le pied qui était plat
chez nos ancêtres s'est cambré de plus en plus à
mesure que la race a évolué.

Actuellement, le pied est plus petit et plus cambré chez les citadins que chez les campagnards. Les
bonnes arrivant de la campagne à Paris ont le pied
moins cambré que les Parisiennes. Nous avons vu,
en étudiant la tête, que les coiffures « communes »
étaient petites ; au contraire, les chaussures « communes » sont grandes.

Chez les anciennes classes dirigeantes qui sont
en voie de dégénérescence, le pied s'allonge et

s'aplatit en même temps que le volume de la tête diminue, ainsi que nous l'avons vu précédemment. C'est ainsi que les petits crevés, ainsi qu'on les a si justement dénommés, ont les pieds presque plats. S'ils paraissent avoir les pieds cambrés, quand ils sont chaussés, c'est que leurs chaussures ont des talons hauts, qui dissimulent à la fois la platitude et la longueur de leurs pieds. On comprend maintenant pourquoi l'usage des talons hauts s'est introduit depuis quelque temps dans nos classes dégénérées. D'après mes renseignements, les cordonniers du quartier de la Madeleine chaussent beaucoup de pieds plats. Au contraire, dans le quartier des Écoles, les pieds sont très-cambrés.

J'ai voulu savoir si les religieux avaient les pieds conformés comme nous. D'après les renseignements que j'ai pris auprès d'ouvriers ayant travaillé pour le compte de communautés, de séminaires, etc., le pied serait plus long et plus plat chez les religieux, les ecclésiastiques, les frères des écoles chrétiennes, que chez les laïques. Ainsi il y a opposition entre le volume de la tête et celui du pied. Les têtes « fines » du quartier Saint-Sulpice ont le pied gros, et les grosses têtes du quartier Saint-Michel ont le pied fin. En général, les gens intelligents ont le pied court et cambré. Cependant, comme nous l'avons dit, la tête et le pied n'évoluent pas toujours simultanément, et il peut arriver par exception qu'un idiot ait les pieds cambrés, et qu'un esprit distingué ait les pieds plats.

Sexe. — Tous les cordonniers que j'ai consultés s'accordent à dire que le pied est plus plat et moins cambré chez la femme que chez l'homme, ce qui s'accorde avec ce fait que le sexe féminin est moins avancé en évolution que le masculin.

Age. — Le pied est absolument plat chez le nouveau-né et ne se cambre que plus tard, quand il a

atteint presque toute sa longueur. Le pied est plus
cambré chez l'adulte que chez l'adolescent, chez
le lycéen, par exemple, que chez l'homme fait.
Chose curieuse, deux cordonniers qui chaussent les
deux principaux couvents de Paris m'ont affirmé
que, chez certaines jeunes filles, le pied était plus
long à 12 ans qu'à 18. De même qu'une planche
perd de sa longueur en gondolant, il est possible
que, dans certains cas, un pied qui a cessé de croître se raccourcisse en se cambrant.

Constitution. — Les forts ont les pieds plus courts
et plus cambrés que les faibles. Les bossus, les
rachitiques, ont en général les pieds très-longs.
Les individus qui n'ont pas de mollets, ce qui est
un caractère d'infériorité, ont les pieds plats et
longs. Au contraire, les gens vigoureux, à large
thorax, ont les pieds courts et cambrés.

Côté. — D'après mes recherches, chez les adultes,
le pied droit est plus cambré que le gauche.

Conclusion. — La cambrure du pied étant plus
grande chez les races actuelles que chez les races
anciennes, chez les races supérieures que chez les
inférieures, chez l'homme que chez la femme, chez
l'adulte que chez l'enfant, chez le fort que chez le
faible, à droite qu'à gauche, est *en raison directe de
l'évolution.* Au contraire, la platitude des pieds est
en raison inverse.

APPAREILS ET ORGANES.

On sait que l'évolution des divers appareils et
organes n'est pas simultanée et que ceux qui appartiennent à la vie végétative évoluent et atteignent
leur maximum de développement avant ceux qui
appartiennent à la vie animale. En évolution, tout
ce qui est antérieur est inférieur, et l'on comprend

que la vie végétalive précédant la vie animale représente un degré d'évolution relativement inférieur.

La vie végétative est très-intense et les appareils
et organes par lesquels elle se manifeste sont à leur
maximum de développement chez les espèces et les
races inférieures, les femmes, les enfants, les
vieillards, les faibles, dans le côté gauche. Au contraire, la vie animale est très-intense et les appareils et organes par lesquels elle se manifeste sont
à leur maximum de développement chez les espèces
et les races supérieures, les hommes, les adultes, les
forts, dans le côté droit.

On pourrait aussi distinguer, parmi les divers
appareils et organes, ceux qui servent au développement et ceux qui servent au fonctionnement de
l'individu. Le développement étant antérieur au
fonctionnement représente un degré relativement
inférieur d'évolution. Dès lors, il est tout naturel
que les parties qui se rattachent au développement
soient en raison inverse de l'évolution. Au contraire,
les parties qui se rattachent au fonctionnement sont
en raison directe de l'évolution. Considérons le
sang, par exemple. D'après M. Claude Bernard, les
leucocytes servent au développement et les hématies au fonctionnement des tissus. Eh bien, nous
avons vu, en étudiant les éléments anatomiques,
que les premiers étaient en raison inverse et que
les derniers étaient en raison directe de l'évolution et de la nutrition.

Revenant aux appareils et organes, considérons
d'abord ceux qui servent surtout au développement : thymus, glande thyroïde, reins, etc:

Thymus. — *Sexe.* — Il est plus volumineux et
persiste plus longtemps chez la femme que chez
l'homme.

Age. — Il apparaît au troisième mois de la vie

intra-utérine, augmente jusqu'à 3 ans, reste stationnaire jusqu'à la puberté, puis se résorbe (docteur Anna Dahms). A 30 ans ses éléments sont résorbés.

Conclusion. — Le volume du thymus, étant plus grand chez le sexe féminin que chez le masculin et chez l'enfant que chez l'adulte, est *en raison inverse de l'évolution.* Aussi les vaisseaux du thymus sont proportionnellement peu abondants (Robin).

Glande thyroïde. — Sexe. — Le volume de cette glande est un peu plus considérable chez la femme que chez l'homme. Il en est de même du poids qui est de 35 grammes chez l'homme de 20 à 40 ans et de 40 grammes chez la femme du même âge (Bach).

Age. — La glande thyroïde s'accroît jusqu'à 1 an, puis s'atrophie.

Constitution. — Elle est plus développée chez les faibles que chez les forts.

Conclusion. — Le volume et le poids de la glande thyroïde étant plus grands chez la femme que chez l'homme, chez l'enfant que chez l'adulte, chez le faible que chez le fort, sont *en raison inverse de l'évolution.*

Reins. — Sexe. — Les reins sont proportionnellement plus volumineux et absolument plus lourds chez la femme que chez l'homme. Le rein droit pèse 3 grammes et le rein gauche 4 grammes de plus chez la femme que chez l'homme.

Age. — Le volume des reins est proportionnellement plus grand chez le fœtus que chez l'enfant et chez celui-ci que chez l'adulte.

Côté. — Le rein gauche est plus lourd que le rein droit.

Conclusion. — Le volume et le poids des reins étant plus grands chez la femme que chez l'homme, chez l'enfant que chez l'adulte, à gauche qu'à droite, sont *en raison inverse de l'évolution.*

Capsules surrénales. — De même, les capsules surrénales qui sont plus considérables chez le fœtus que chez l'enfant et chez celui-ci que chez l'adulte, sont *en raison inverse de l'évolution.*

Certains organes comme le cœur, le poumon, après avoir servi en partie au développement, servent ensuite au fonctionnement et sont en raison directe de l'évolution.

Cœur. — On peut considérer le volume et le poids du cœur.

Sexe. — Chez la femme, le cœur est proportionnellement moins volumineux dans toutes ses dimensions (Bizot). La petitesse cogénitale du cœur se rencontre, d'après Rokitanski, principalement chez le sexe féminin. Chez l'homme, la paroi ventriculaire gauche a 2 millimètres de plus que chez la femme ; la droite a 1 millimètre de plus.

Le poids normal du cœur est chez l'homme de 300 grammes et chez la femme de 240 grammes.

Age. — Le volume et le poids du cœur augmentent d'année en année jusqu'à l'âge adulte.

Constitution. — Ils sont plus considérables chez les forts et les grands que chez les faibles et les petits.

Nutrition. — D'après les recherches de Virchow, le poids et volume du cœur diminuent chez les anémiques.

Conclusion. — Le volume et le poids du cœur étant plus grands chez l'homme que chez la femme, chez adulte que chez l'enfant, chez le fort que chez le faible, sont *en raison directe de l'évolution.*

De plus, ils sont *en raison directe de la nutrition,* puisqu'ils diminuent quand la nutrition diminue.

Poumons. — *Race.* — Les poumons sont plus volumineux et plus lourds chez les races supérieures que chez les inférieures.

Sexe. — Le volume des poumons de l'homme est supérieur d'un dixième à celui des poumons de la femme. D'après Geist, la différence de poids en faveur des poumons de l'homme comparés à ceux de la femme est de 97 grammes, de 65 à 85 ans, et de 66 grammes, de 85 à 90 ans.

Age. — Les poumons sont plus volumineux chez l'adulte que chez l'enfant et le vieillard. D'après Geist, ils pèsent chez l'homme de 85 à 90 ans, 220 grammes de moins que chez l'homme de 65 à 85 ans.

Côté. — D'après Geist, le poumon droit pèse 132 grammes de plus que le gauche chez l'homme de 65 à 85 ans. Chez celui de 85 à 90 ans, l'excédant de poids en faveur du poumon droit est encore de 88 grammes. Chez les quadrupèdes, le poumon droit possède toujours un, deux ou même trois lobes de plus que le gauche.

Fonctionnement. — Le poids et le volume des poumons sont accrus par l'exercice organique.

Ce poids et ce volume sont donc *en raison directe de l'évolution et de la nutrition.*

Enfin, si nous considérons les appareils et organes de la locomotion et de l'innervation, nous voyons que, d'une manière générale, ils sont en raison directe de l'évolution.

G. Delaunay.

8

APPAREILS DE LA LOCOMOTION. — Nous avons vu que le poids et le volume des os étaient en raison directe de l'évolution. Il en est de même du volume des muscles.

Muscles. — Les muscles, en général, sont plus développés chez les espèces et les races supérieures que chez les inférieures, chez l'homme que chez la femme. Tous les anatomistes ont noté le moindre développement de tout ce qui est insertion musculaire chez la femme. En ce qui concerne le crâne, par exemple, d'après M. Broca, les lignes, les saillies, les dépressions qui correspondent à l'insertion des muscles sont plus prononcées chez l'homme que chez la femme. Les muscles sont encore plus développés chez l'adulte que chez l'enfant et le vieillard, chez le fort, le grand, que chez le faible, le petit, du côté droit que du gauche. Enfin, l'exercice des muscles accroît leur volume.

Le volume des muscles est donc *en raison directe de l'évolution et de la nutrition.*

APPAREILS DE L'INNERVATION. — Nous avons vu que le volume du système nerveux, considéré en bloc, était en raison directe de l'évolution, mais, si l'on étudie l'évolution des diverses parties de ce système chez l'homme, on voit que les parties qui se sont développées les premières, comme la moelle et les nerfs par exemple, sont en raison inverse de l'évolution, tandis que le cerveau qui s'est développé en dernier lieu est, comme nous l'avons vu, en raison directe de l'évolution.

Moelle et nerfs. — Espèce. — La moelle est proportionnellement plus volumineuse chez les espèces inférieures que chez les supérieures. Les nerfs sont plus gros chez le babouin que chez l'homme (Gratiolet). Dans la série des animaux vertébrés, le volume relatif des nerfs encéphaliques est d'autant moindre que l'intelligence est plus développée (Leuret).

Race. — La moelle est plus volumineuse chez les races humaines inférieures (Nègre, Mongol, etc.) que chez les races blanches supérieures. Il en est de même des nerfs dont le volume, d'après Gratiolet, est plus grand chez le nègre que chez le blanc.

Sexe. — Les ganglions des nerfs rachidiens sont plus développés chez la femme que chez l'homme (Luys). La moelle est aussi plus volumineuse chez la femme que chez l'homme.

Age. — Les nerfs sont plus volumineux chez l'enfant que chez l'adulte (Gratiolet.)

Constitution. — La moelle et les nerfs sont très-développés chez le microcéphale (Gratiolet).

Conclusion. — Le volume de la moelle et des nerfs est *en raison inverse de l'évolution.*

Nous arrivons au terme de notre étude, et nous croyons avoir démontré que les diverses parties de l'organisme sont en raison directe ou en raison inverse de l'évolution et de la nutrition.

En étudiant ces diverses parties suivant l'espèce, la race, le sexe, l'âge, etc., nous n'avons fait que réaliser l'idée émise par M. Ch. Robin dans ses *tableaux d'anatomie.* En somme, notre travail n'est pas autre chose qu'une synthèse basée sur l'analyse. En recherchant, par voie d'analyse, l'action exercée sur une partie quelconque de l'organisme par toutes les circonstances qui peuvent l'affecter, nous avons pu reconnaître par voie de synthèse si cette partie était en raison directe ou en raison inverse de l'évolution et de la nutrition.

Avant d'appliquer à la physiologie la méthode que nous avons appliquée à l'anatomie, nous croyons devoir interpréter nos conclusions et déterminer ce qu'il faut entendre par « en raison directe » et « en raison inverse de l'évolution et de la nutrition. »

Pour étudier l'évolution des diverses parties de organisme, nous nous sommes placé au point le plus élevé de l'évolution générale de l'organisme. Ce point correspond au maximum de développement du cerveau qui est l'organe le plus élevé au point de vue de l'évolution. Le cerveau atteint son maximum de développement chez l'être le plus avancé en évolution, c'est-à-dire chez l'espèce humaine, la race blanche, le sexe masculin, l'âge adulte (40 ans). C'est donc de ce *fastigium* de l'évolution que nous avons considéré les diverses parties de l'organisme.

Toute partie croît, atteint son maximum et décroit, et ce double mouvement de croissance et de décroissance peut être représenté au moyen d'une courbe. Toute partie dont le maximum de développement se confond avec le maximum posé plus haut et dont la courbe d'évolution se superpose à la courbe du cerveau, est en raison directe de l'évolution. Cette partie est à son maximum chez l'homme blanc, mâle, adulte, en un mot, chez l'individu le plus avancé en évolution. Elle croît en raison des progrès de l'évolution ; elle est donc bien en raison directe de l'évolution.

Au contraire est en raison inverse de l'évolution toute partie dont le maximum de développement, au lieu de se trouver chez le blanc adulte, comme le maximum du cerveau, se trouve chez les espèces et les races inférieures, le sexe féminin, l'enfant, l'adolescent, le vieillard, en un mot chez l'individu le moins ou chez un individu peu avancé en évolution. Quand une partie décroît à 30 ans, et que sa décroissance augmente avec les progrès de l'évolution, il est évident que cette partie est en raison inverse de l'évolution.

Nous avons dit que l'évolution de chaque partie de l'organisme pouvait être figurée par une courbe.

Quand cette courbe passe par le faîte de l'échelle de l'évolution, la partie est en raison directe de l'évolution, quand elle passe par des échelons inférieurs, elle est en raison inverse. Comme dans toute échelle il y a un seul échelon supérieur et un certain nombre d'échelons plus ou moins inférieurs, il en résulte qu'il n'y a qu'une manière d'être en raison directe de l'évolution et qu'il y a au contraire plusieurs manières d'être en raison inverse. Une partie est en raison directe, comme le cerveau, par exemple, où elle est plus ou moins en raison inverse ; comme le thymus, la moelle épinière, etc., suivant que l'échelon correspondant à son maximum de développement est plus ou moins éloigné du sommet de l'échelle.

Toutes les parties en raison inverse de l'évolution sont donc inférieures, comme les échelons par lesquels passe leur maximum de développement, mais leur infériorité est plus ou moins grande, suivant que leur degré d'évolution est plus ou moins élevé. Toutes représentent un degré plus ou moins inférieur d'évolution qu'il serait intéressant de déterminer pour chacune d'elles. Nous n'aborderons pas cette étude qui nous entraînerait trop loin. Qu'il nous suffise de dire qu'il y a des degrés d'évolution tenant à ce que les diverses parties n'évoluent pas simultanément, et qu'à chacun de ces degrés correspondent l'apparition, la croissance, le maximum ou la décroissance et la disparition des diverses parties.

En comparant entre eux ces divers degrés d'évolution, on verrait que, si tous sont inférieurs par rapport au faîte de l'évolution, un degré quelconque est supérieur par rapport aux degrés inférieurs et inférieur par rapport aux supérieurs. Cette étude permettrait d'assigner à chacune des parties de l'organisme sa place sur l'échelle de l'évolution et de déterminer les limites d'évolution et de nutrition entre lesquelles chaque partie évolue.

Nous avons dit que l'être total décrivait lui aussi une courbe dont le maximum se trouvait entre 40 et 50 ans. Pendant sa croissance l'individu passe par certains degrés, par certaines phases d'évolution auxquels correspond le maximum de développement de certaines parties et qu'il traverse de nouveau pendant sa décroissance. Il en résulte que toutes les parties en raison inverse de l'évolution ont deux maximum se produisant à des époques d'autant plus éloignées l'une de l'autre que le degré d'évolution auquel correspond ce maximum est moins élevé dans l'échelle. Quand on monte une échelle, on gravit des échelons successivement superposés dans un certain ordre et que l'on retrouve dans l'ordre inverse, quand on la redescend. Les premiers degrés franchis pendant l'ascension sont donc les derniers franchis pendant la descente. Les parties en raison inverse ont donc deux maximum se produisant à deux âges différents et s'observant à la fois chez l'enfant en voie de croissance et chez le vieillard en voie de décroissance. On comprend maintenant pourquoi, au point de vue anatomique, le vieillard a tant de points communs avec l'enfant (grande proportion de phosphate de chaux, développement du système adipeux, petit nombre de globules rouges, petite quantité de sang, faible excrétion, durée, symétrie, petit poids du cerveau, etc., etc.).

Chaque partie a sa courbe d'évolution, mais un certain nombre de parties évoluent simultanément. C'est ainsi que toutes les parties en raison directe ont la même courbe et le même maximum de développement puisqu'elles passent toutes par le faîte de l'évolution. La proportion de carbonate de chaux et le poids du cerveau, par exemple, croissent en même temps, atteignent leur maximum à la même époque, décroissent en même temps ; leurs courbes sont donc superposables et nous avions raison de dire qu'un imbécile avait moins de carbonate de chaux dans ses os qu'un homme intelligent. Le maximum de l'évolution comprend donc une foule de termes, depuis la proportion de carbonate de chaux contenue dans les os jusqu'au volume et au poids du cerveau.

Nous avons encore une conclusion à tirer de notre étude. D'après ce que nous avons vu constamment, une partie très-développée chez une race peu avancée en évolution l'est aussi chez tous les individus peu avancés en évolution, quels que soient leur sexe, âge, constitution, etc. La symétrie, par exemple, qu'on observe chez les espèces inférieures parce qu'elles sont peu avancées en évolution, s'observe également, et pour la même raison, chez les races inférieures, les femmes, les enfants, les vieillards, etc. D'ailleurs la logique explique cet enchaînement que l'observation n'a jamais démenti. Il suffit donc que nous sachions que tel caractère est plus développé dans le côté droit par exemple (le côté le plus avancé en évolution), pour que nous en concluions qu'il est aussi très-développé chez les individus les plus avancés en évolution, c'est-à-dire chez l'espèce humaine, la race blanche, le sexe masculin, l'âge adulte, la constitution vigoureuse, etc. Ainsi quand on tient un seul anneau de la chaîne de l'évolution, on peut la parcourir tout entière.

On comprend tout le parti qu'il est possible de tirer d'une pareille méthode qui va nous permettre de suppléer à l'insuffisance de nos connaissances sur beaucoup de points, de résoudre les questions encore en litige et de prévoir les découvertes que nous réservent l'observation et l'expérimentation. Après nous être servi de l'analyse pour faire la synthèse, nous allons pouvoir nous servir de la synthèse pour compléter l'analyse.

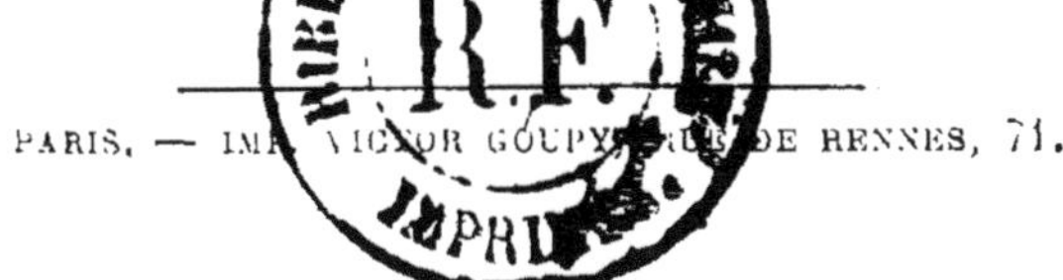

PARIS. — IMP. VICTOR GOUPY, RUE DE RENNES, 71.